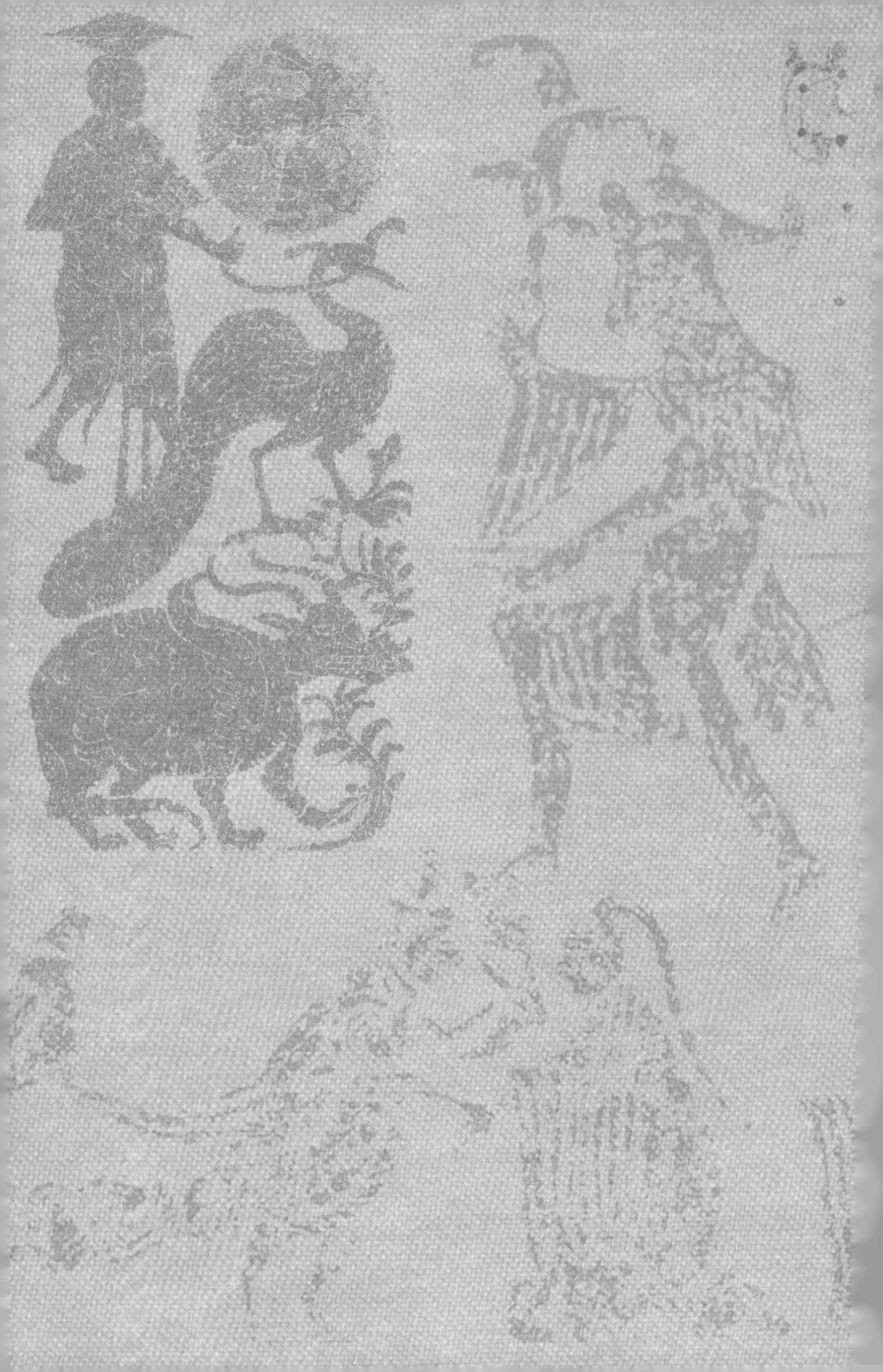

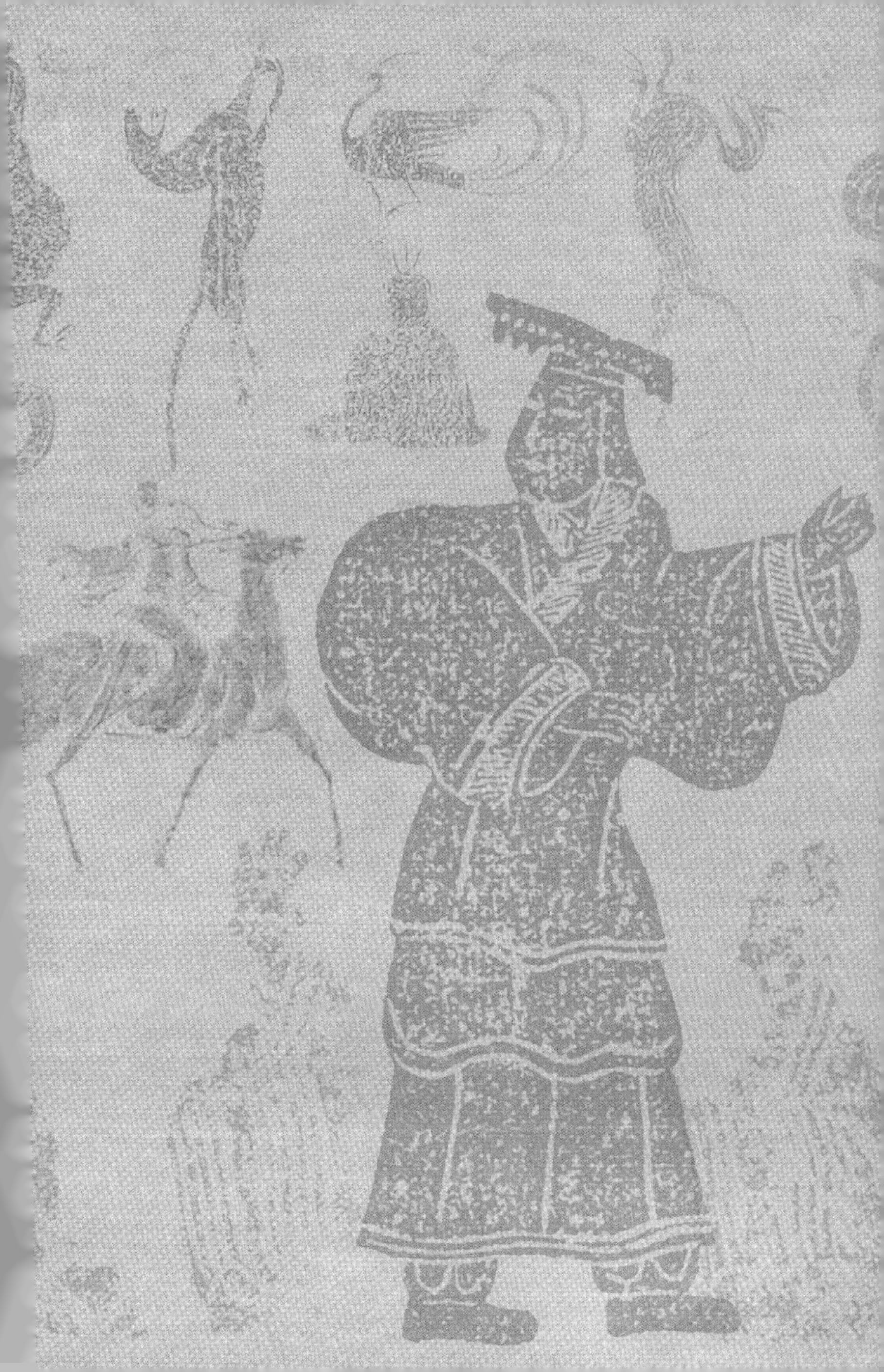

中国古医籍整理丛书（续编）

医学统宗

明·何　柬　编纂

李成年　杨云松　曾　兰　郑思敏　校注

全国百佳图书出版单位
中国中医药出版社
·北　京·

图书在版编目（CIP）数据

医学统宗 / (明) 何柬编纂；李成年等校注. -- 北京：中国中医药出版社，2024.4
（中国古医籍整理丛书. 续编）
ISBN 978-7-5132-8645-9

Ⅰ. ①医… Ⅱ. ①何… ②李… Ⅲ. ①中医典籍—中国—明代 Ⅳ. ① R2-52

中国国家版本馆 CIP 数据核字 (2024) 第 021620 号

中国中医药出版社出版
北京经济技术开发区科创十三街 31 号院二区 8 号楼
邮政编码　100176
传真　010-64405721
廊坊市祥丰印刷有限公司印刷
各地新华书店经销

开本 710×1000　1/16　印张 16.75　字数 187 千字
2024 年 4 月第 1 版　2024 年 4 月第 1 次印刷
书号　ISBN 978 – 7 – 5132 – 8645 – 9

定价　76.00 元
网址　www.cptcm.com

服务热线　010-64405510
购书热线　010-89535836
维权打假　010-64405753

微信服务号　zgzyycbs
微商城网址　https://kdt.im/LIdUGr
官方微博　http://e.weibo.com/cptcm
天猫旗舰店网址　https://zgzyycbs.tmall.com

如有印装质量问题请与本社出版部联系（010-64405510）

前 言

中医药古籍是中华优秀传统文化的重要载体，也是中医药学传承数千年的知识宝库，凝聚着中华民族特有的精神价值、思维方法、生命理论和医疗经验，也是现代中医药科技创新和学术进步的源头和根基。保护好、研究好和利用好中医药古籍，是弘扬中华优秀传统文化、传承中医药学术、促进中医药振兴发展的必由之路，事关中医药事业发展全局。

中共中央、国务院高度重视中医药古籍保护与利用工作，有计划、有组织地开展了中医药古籍整理研究和出版。特别是党的十八大以来，一系列中医药古籍保护、整理、研究、利用的新政策相继出台，为守正强基础，为创新筑平台，中医药古籍事业迈向新征程。《中共中央 国务院关于促进中医药传承创新发展的意见》《关于推进新时代古籍工作的意见》《“十四五”中医药发展规划》《中医药振兴发展重大工程实施方案》等重要文件均将中医药古籍的保护与利用列为工作任务，提出要加强古典医籍精华的梳理和挖掘，推进中医药古籍抢救保护、整理研究与出版利用。国家中医药管理局专门成立了“中医药古籍工作领导小组”，以加强对中医药古籍保护、整理研究、编辑出版以及古籍数字化、普及推广、人才培养等工作的统筹，持续推进中医药古籍重大项目的规划与组织。

2010年，财政部、国家中医药管理局设立公共卫生资金专项“中医药古籍保护与利用能力建设项目”。2018年，项目成果结集为《中国古医籍整理丛书》正式出版，包含417种中医药古籍，内容涵盖了医经、基础理论、诊法、伤寒金匮、温病、本草、方书、内科、外科、女科、儿科、伤科、眼科、咽喉口齿、针灸推拿、养生、医案医话医论、医史、临证综合等门类，时间跨越唐、宋、金元、明以迄清末，绝大多数是第一次校注出版，一批孤本、稿本、抄本更是首次整理面世。第九届、第十届全国人大常委会副委员长许嘉璐先生听闻本丛书出版，欣然为之作序，对本项工作给予高度评价。

2020年12月起，国家中医药管理局立项实施“中医药古籍文献传承专项”。该项目承前启后，主要开展重要古医籍整理出版、中医临床优势病种专题文献挖掘整理、中医药古籍保护修复与人才培训、中医药古籍标准化体系建设等4项工作。设立“中医药古籍文献传承工作项目管理办公室”，负责具体管理和组织实施、制定技术规范、举办业务培训、提供学术指导等，全国43家单位近千人参与项目。本专项沿用“中医药古籍保护与利用能力建设项目”形成的管理模式与技术规范，对现存中医药古籍书目进行梳理研究，结合中医古籍发展源流与学术流变，特别是学术价值和版本价值的考察，最终选定40种具有重要学术价值和版本价值的中医药古籍进行整理出版，内容涉及伤寒、金匮、温病、诊法、本草、方书、内科、外科、儿科、针灸推拿、医案医话、临证综合等门类。为体现国家中医药古籍保护与利用工作的延续性，命名为《中国古医籍整理丛书（续编）》。

当前，正值中医药事业发展天时地利人和的大好时机，中医药古籍工作面临新形势，迎来新机遇。中医药古籍工作应紧紧围绕新时代中医药事业振兴发展的迫切需求，持续做好保护、整理、研究与利用，努力把古籍所蕴含的中华优秀传统文化的精神标识和具有当代价值、世界意义的文化精髓挖掘出来、提炼出来、展示出来，把中医药这一中华民族的伟大创造保护好、发掘好、利用好，为建设文化强国和健康中国、助力中国式现代化、建设中华民族现代文明、实现中华民族伟大复兴贡献更大力量。

中医药古籍文献传承工作项目管理办公室

2024 年 3 月 6 日

许 序

“中医”之名立，迄今不逾百年，所以冠以“中”字者，以别于“洋”与“西”也。慎思之，明辨之，斯名之出，无奈耳，或亦时人不甘泯没而特标其犹在之举也。

前此，祖传医术（今世方称为“学”）绵延数千载，救民无数；华夏屡遭时疫，皆仰之以度困厄。中华民族之未如印第安遭染殖民者所携疾病而族灭者，中医之功也。

医兴则国兴，国强则医强。百年运衰，岂但国土肢解，五千年文明亦不得全，非遭泯灭，即蒙冤扭曲。西方医学以其捷便速效，始则为传教之利器，继则以“科学”之冕畅行于中华。中医虽为内外所夹击，斥之为蒙昧，为伪医，然四亿同胞衣食不保，得获西医之益者甚寡，中医犹为人民之所赖。虽然，中国医学日益陵替，乃不可免，势使之然也。呜呼！覆巢之下安有完卵？

嗣后，国家新生，中医旋即得以重振，与西医并举，探寻结合之路。今也，中华诸多文化，自民俗、礼仪、工艺、戏曲、历史、文学，以至伦理、信仰，皆渐复起，中国医学之兴乃属必然。

迄今中医犹为国家医疗系统之辅，城市尤甚。何哉？盖一则西医赖声、光、电技术而于20世纪发展极速，中医则难见其进。二则国人惊羡西医之“立竿见影”，遂以为其事事胜于中医。然西医已自觉将入绝境：其若干医法正负效应相若，甚或负远逾于正；研究医理者，渐知人乃一整体，心、身非如中世纪所认定为二对立物，且人体亦非宇宙之中心，仅为其一小单位，与宇宙万象万物息息相关。认识至此，其已向中国医学之理念“靠拢”矣，虽彼未必知中国医学何如也。唯其不知中国医理何如，纯由其实践而有所悟，益以证中国之认识人体不为伪，亦不为玄虚。然国人知此趋向者，几人？

国医欲再现宋明清高峰，成国中主流医学，则一须继承，一须创新。继承则必深研原典，激清汰浊，复吸纳西医及我藏、蒙、维、回、苗、彝诸民族医术之精华；创新之道，在于今之科技，既用其器，亦参照其道，反思己之医理，审问之，笃行之，深化之，普及之，于普及中认知人体及环境古今之异，以建成当代国医理论。欲达于斯境，或需百年欤？予恐西医既已醒悟，若加力吸收中医精粹，促中医西医深度结合，形成21世纪之新医学，届时“制高点”将在何方？国人于此转折之机，能不忧虑而奋力乎？

予所谓深研之原典，非指一二习见之书、千古权威之作；就医界整体言之，所传所承自应为医籍之全部。盖后世名医所著，乃其秉诸前人所述，总结终生行医用药经验所得，自当已成今世、后世之要籍。

盛世修典，信然。盖典籍得修，方可言传言承。虽前此50余载已启医籍整理、出版之役，惜旋即中辍。阅20载再兴整理、出版之潮，世所罕见之要籍千余部陆续问世，洋洋大观。

今复有“中医药古籍保护与利用能力建设”之工程，集九省市专家，历经五载，董理出版自唐迄清医籍，都400余种，凡中医之基础医理、伤寒、温病及各科诊治、医案医话、推拿本草，俱涵盖之。

噫！璐既知此，能不胜其悦乎？汇集刻印医籍，自古有之，然孰与今世之盛且精也！自今而后，中国医家及患者，得览斯典，当于前人益敬而畏之矣。中华民族之屡经灾难而益蕃，乃至未来之永续，端赖之也，自今以往岂可不后出转精乎？典籍既蜂出矣，余则有望于来者。

谨序。

第九届、十届全国人大常委会副委员长

許嘉璐

二〇一四年冬

校注说明

《医学统宗》由明代医家何柬编纂。何柬，字文选，号一阳子，海陵（今江苏泰县）人，具体生卒年不详。本书成书于明代晚期（1569年以前），由《〈难经本义〉补遗》《治病针法》《诊家枢要》《医书大略统体》《卮言》《杂录》《试论》七部分组成，内容涉及医理、针法、脉诊、方药以及对医书的评述等，是一部学术价值较高的医学丛书。

本次校注具体说明如下：

一、本次点校以郑金生老师提供的日本京都大学图书馆藏明隆庆三年（1569）刻本《医学统宗》的彩色影印本为底本，以郑金生主编《海外回归中医善本古籍丛书》中的《医学统宗》点校本、许敬生主编《中医名家珍稀典籍校注丛书》中的《难经本义》校注本、1918年大东书局影印本《周氏医学丛书·诊家枢要》以及商务印书馆1955年出版的明代吴勉学校《针灸甲乙经》为参考。

二、底本为繁体竖排，改为简体横排，并加以规范的现代标点符号。底本中表示上下文的“右”“左”一律改为“上”“下”。

三、底本中的异体字、俗写字、古今字，一般改为规范简化字，不出校记。底本中“俞”“腧”“输”三字，在不同的语言环境用字不同，对某些用法有注解，有些引自《黄帝内经》《难经》的条文保留了原书用字，故不能一概律齐。具体穴位名称如“俞府”等统一为规范用字，其余仍遵原貌。

四、凡底本中字形属形近致误者，如日、曰混淆，已、己、已不分，人、入误写，本、木不清等，径改，不出校记。

五、底本原无目录，今据正文提取，置于正文前。

六、底本《〈难经本义〉补遗》卷端有“卢国扁鹊秦越人述，许昌撄宁生滑寿伯仁集注，海陵一阳子何柬文选补遗”字样，《治病针法》卷端有“海陵一阳何柬文选授正”，《诊家枢要》卷端有“海陵一阳子何柬述”，《医书大略统体》卷端有“海陵一阳子何柬撰”，《卮言》卷端有“海陵一阳子校正”，《杂录》卷端有“海陵一阳何柬撰”，今一并删去。

七、底本与他书互异，底本义胜者予以保留，不出校记；他书义胜者，出倾向性校记；如底本与他书文意皆通，他书有参考价值者，酌情出校记以存异。底本与他书一致，但按文义疑有误又缺乏依据未能遽定者，保留原文，出存疑校记。

八、底本以□标注作者个人见解及《难经本义》中的滑寿注文，今保留标记；以○标示同一段落中的不同层次或条目，今删去。

九、底本中的双行小字，今以小五号仿宋体版书。

非常感谢中国中医科学院中医医史文献研究所郑金生老师在本书编写过程中的无私奉献和鼎力相助。感谢湖北中医药大学的万碧江、王玲、方铁根、刘琼、刘晶、孙易娜、沈峰、岳莹莹、柴玉慧、梁南、熊斌老师的辛勤付出和支持。

目　录

《难经本义》补遗卷上

一难曰：十二经皆有动脉，独取寸口，以决五脏六腑死生吉凶之法，何谓也？一难至二十一难皆言脉。

滑氏曰十二经，谓手足三阴三阳，合为十二经也。手经则太阴肺、阳明大肠、少阴心、太阳小肠、厥阴心包络、少阳三焦也。足经则太阴脾、阳明胃、少阴肾、太阳膀胱、厥阴肝、少阳胆也。皆有动脉者，如手太阴脉动中府、云门、天府、侠白，手阳明脉动合谷、阳溪，手少阴脉动极泉，手太阳脉动天窗，手厥阴脉动劳宫，手少阳脉动和髎，足太阴脉动箕门、冲门，足阳明脉动冲阳、大迎、人迎、气冲，足少阴脉动太溪、阴谷，足太阳脉动委中，足厥阴脉动太冲、五里、阴廉，足少阳脉动下关、听会之类也。谓之经者，以荣卫之流行经常不息者而言。谓之脉者，以血理之分袤行体者而言也。故经者，径也；脉者，陌也。越人之意，盖谓凡此十二经，经皆有动脉，如上文所云者。今置不取，乃独取寸口，以决脏腑死生吉凶，何耶？

一阳曰《内经》论三部九候，上部天，两额之动脉。在额两旁，动应于手，足少阳脉气所行也。上部地，两颊之动脉。在鼻孔下两旁近于巨髎之分，动应于手，足阳明脉气之所行。上部人，耳前之动脉。在耳前陷者中，动应于手，二少阳脉气之所行也。中部天，手太阴也。谓肺脉也。在掌后寸口中，是谓经渠，动应于手。中部地，手阳明也。谓大肠脉也。在手大指、次指歧骨间，合谷之分，动应于手也。中部人，手少阴也。谓心脉也。在掌后锐骨之端，神门之分，动应于手也。《灵枢经》持针纵舍论[1]问曰：少阴无输，心不病乎？对曰：其外经病而脏不病，故独取其经于掌后锐骨之端，正谓此也。下部天，足厥阴也。谓肝脉也。在毛际外、羊矢下一寸半陷中，五里之分，卧而取之，动应于手也。女子取太冲，在足大指本节后二寸陷中是。下部地，足少阴也。谓肾脉也。在足内踝后，跟骨上陷中，太溪之分，动应手也。下部人，足太阴也。谓脾脉也。在鱼腹上越筋间，直五里下，箕门之分，宽巩足，单衣，沉取乃得之，而动应于手也。候胃气者，当取足跗之上，冲阳之分，穴中脉动乃应手也。故下部之天以候肝，足厥阴脉行其中也。地以候肾，足少阴脉行其中也。人以候脾胃之气。足太阴脉行其中也。脾脏与胃，以膜相连，故以候脾兼候胃也。帝曰：中部之候奈何？岐伯曰：亦有天、亦有地、亦有人。天以候肺，手太阴脉当其处也。地以候胸中之气，手阳明脉当其处也。经云：肠胃同候，故以候胸中也。人以候心。手少阴脉当其处也。帝曰：上部以何候之？岐伯曰：亦有天、亦有地、亦有人。天以候头角之气，位在头角之分，故以候头角之气也。地以候口齿之气，位近口齿，故以候之。人以候耳目之气。以位当耳前脉，抵于目外眦，故以候之。三部者，各有天、各有地、各有人。

一阳曰天地不出一阴一阳，越人开手便有阴阳两字，正所谓一阴一阳之谓道。此一章，言诊左寸口脉，应漏百刻周于身，复会寸口。人肖天地阴阳造化之体，赞三才而为用者也。按十二经动脉，论其所在，据寸口为手太阴之脉动，乃太渊、经渠之所。太渊为俞，经渠为经。大抵不出井、荥、俞、经、合五穴之内才稳当。下文越人云：寸口者，脉之大会，手太阴之脉动也。滑氏谓手太阴动脉中府、云门、天府、侠白，似未稳当，哲者再考。

---

① 持针纵舍论：此非《灵枢》篇名，以下引文出自《灵枢·邪客》。

十二经动脉一阳子补注：

肺：太渊、经渠；　　　　大肠：三间、合谷、阳溪；

胃：冲阳、解溪、人迎，大迎亦通；　　　　脾：太白、商丘；

心：神门、灵道；　　　　小肠：后溪、腕[①]骨；

膀胱：束骨、京骨；　　　　肾：太溪、复溜；

心包：大陵、间使；　　　　三焦：中渚、阳池；

胆：临泣、丘墟；　　　　肝：太冲、中封。

外岁气又有五穴：

金肺尺泽　相火天府　木肝太冲　水肾太溪　火心神门　土脾冲阳

岁气先时取化源又有五穴：

木太冲　火大陵　土太白　金太渊　水太溪

然：寸口者，脉之大会，手太阴之脉动也。然者，答辞，诸篇准此。

滑氏曰此一篇之大指，下文乃详言之。寸口谓气口也，居手太阴鱼际，却行一寸之分。气口之下曰关、曰尺云者，皆手太阴所历之处，而手太阴又为百脉流注朝会之始也。《五脏别论》帝曰：气口何以独为五脏主？岐伯曰：胃者水谷之海，六腑之大源也。五味入口，藏于胃，以养五脏气，而变见于气口也。《灵枢》第一篇云脉会太渊。《玉版论》云：行奇恒之法，自太阴始。注谓先以气口太阴之脉，定四时之正气，然后度量奇恒之气也。《经脉别论》云肺朝百脉。又云气口成寸，以决死生。合数论而观之，信知寸口当手太阴之部而为脉之大会明矣。

---

① 腕：原音假为“脘”，据文义改。后同。

此越人立问之意，所以独取夫寸口，而后世宗之为不易之法。著之篇首，乃开卷第一义也。学者详之。

人一呼脉行三寸，一吸脉行三寸，呼吸定息，脉行六寸。人一日一夜，凡一万三千五百息，脉行五十度周于身，漏水下百刻。荣卫行阳二十五度，行阴亦二十五度，为一周也。故五十度复会于手太阴寸口者，五脏六腑之所终始，故法取于寸口也。

滑氏曰承上文言，人谓平人，不病而息数匀者也。呼者，气之出，阳也。吸者，气之入，阴也。《内经·平人气象》云：人一呼脉再动，一吸脉再动，呼吸定息脉五动，闰以太息，命曰平人。故平人一呼脉行三寸，一吸脉行三寸，呼吸定息，脉行六寸。以呼吸之数言之，一日一夜，凡一万三千五百息；以脉行之数言之，则五十度周于身，而荣卫之行于阳者二十五度，行于阴者亦二十五度。出入阴阳，参交互注，无少间断。五十度毕，适当漏下百刻，为一晬[①]时。又明日之平旦矣，乃复会于手太阴。此寸口所以为五脏六腑之所终始，而法有取于是焉。盖以荣卫始于中焦，注手太阴、阳明，阳明注足阳明、太阴，太阴注手少阴、太阳，太阳注足太阳、少阴，少阴注手心主[②]、少阳，少阳注足少阳、厥阴，计呼吸二百七十息，脉行一十六丈二尺，漏下二刻，为一周身，于是复还注手太阴，积而盈之。人一呼一吸为一息，每刻一百三十五息。每时八刻，计一千八十息。十二时九十六刻，计一万二千九百六十息，刻之余分，得五百四十息，合一万三千五百息也。一息脉行六

① 晬（zuì最）：小儿周岁，此处指一周年。

② 手心主：据文意，此处“手心主”应该是“手少阴”。

寸，每二刻二百七十息，脉行一十六丈二尺。每时八刻，脉行六十四丈八尺，荣卫四周于身。十二时，计九十六刻，脉行七百七十七丈六尺，为四十八周身。刻之余分，行二周身，得三十二丈四尺。总之为五十度周身，脉得八百一十丈也。此呼吸之息，脉行之数，周身之度，合昼夜百刻之详也。行阳行阴，谓行昼行夜也。

一阳曰吸呼两字，生生不穷，往过来续，天地不出一呼一吸，贯天人一理，内隐生育化机之奥。此终始参二十三难终始看。张世贤《图注》说：行阳止行于诸腑，行阴止行于诸脏。夫人身气血阴阳，参互分不开，渠将腑脏分开，昼行腑，夜行脏，何谬妄不思之甚而如此，学者勿执。

二难曰：脉有尺寸，何谓也？然：尺寸者，脉之大要会也。

滑氏曰尺，《说文》云：尺，度名，十寸也。人手却十分动脉为寸口。十寸为尺，规矩事也。古者寸尺，只寻常仞诸度量，皆以人之体为法，故从尸，从乀，象布指之状，司十分也。人手却一寸动脉，谓之寸口，从又从一。按：如《说文》所纪，尤可见人体中脉之尺寸也。尺阴分，寸阳分也。人之一身，经络、荣卫、五脏六腑莫不由于阴阳，而或过与不及，于尺寸见焉，故为脉之大要会也。一难言寸口为脉之大会，以肺朝百脉而言也。此言尺寸为脉之大要会，以阴阳对待而言也。大抵手太阴之脉，由中焦出行，一路直至两手大指之端。其鱼际却行一寸九分，通谓之寸口，于一寸九分之中，曰尺、曰寸，而关在其中也。

一阳曰尺寸是阴阳。此一章分出地界来，阴阳之常。

从关至尺，是尺内，阴之所治也。从关至鱼际，是寸口内，阳之所治也。

滑氏曰关者，掌后高骨之分，寸后尺前，两境之间，阴阳之界限也。从关至尺泽，谓之尺。尺之内，阴之所治也。从关至鱼际，是寸口。寸口之内，阳之所治也。故孙思邈云：从肘腕中横文[1]至掌鱼际后文，却而十分之，而入取九分，是为尺。此九分者，自肘腕入至鱼际为一尺，十分之为十寸，取第九分之一寸中为脉之尺位。从鱼际后文，却还度取十分之一，则是寸。此寸字，非寸关尺之寸，乃从肘腕横文至鱼际，却而取十分中之一，是一寸也。以此一寸之中，取九分，为脉之寸口，故下文云。寸十分之而入取九分之中，则寸口也。

故分寸为尺，分尺为寸。

滑氏曰寸为阳，尺为阴。阳上而阴下，寸之下尺也，尺之上寸也。关居其中，以为限也。分寸为尺，分尺为寸，此之谓欤？分，犹别也。

故阴得尺内一寸，阳得寸内九分。

滑氏曰老阴之数终于十，故阴得尺内之一寸。此尺字指鱼际至尺泽，通计十寸者而言。老阳之数极于九，故阳得寸内之九分。此寸字，指人手却寸而言。

尺寸终始一寸九分，故曰尺寸也。

滑氏曰寸为尺之始，尺者寸之终。云尺寸者，以终始对待而言。其实则寸得九分，尺得一寸，皆阴阳之盈数也。庞安常云：越人取手太阴之行，度鱼际后一寸九分，以配阴阳之数，盖谓此也。

三难曰：脉有太过，有不及，有阴阳相乘，有覆有溢，

① 文：通“纹”。后同。

有关有格，何谓也？有图。

滑氏曰 太过不及，病脉也。关格覆溢，死脉也。关格之说，《素问·六节藏象论》及《灵枢》第九篇、第四十九篇皆主气口人迎，以阳经取决于人迎，阴经取决于气口也。今越人乃以关前关后言者，以寸为阳而尺为阴也。

一阳曰 此一章言地界上太过不及，正是阴阳变处。此太过不及，在阴阳相乘。上说与十五难太过不及不同。

然：关之前者，阳之动也。脉当见九分而浮，过者法曰太过，减者法曰不及。

滑氏曰 关前为阳，寸脉所动之位。脉见九分而浮。九阳数，寸之位，浮阳脉是其常也。过，谓过于本位，过于常脉；不及，谓不及本位，不及常脉，是皆病脉也。

一阳曰 四难方言浮沉，此三难先说出浮沉两字。遂上鱼为溢，为外关内格，此阴乘之脉也。

滑氏曰 遂者，遂也，径行而直前也。谢氏谓：遂者，直上直下，殊无回生之意。〔批〕一作“无回于之生意”似是。甚有旨哉！经曰：阴气太盛，则阳气不得相营也。以阳气不得营于阴，阴遂上出而溢于鱼际之分，为外关内格也。外关内格，谓阳外闭而不下阴，从而内出以格拒之，此阴乘阳位之脉也。

关以后者，阴之动也。脉当见一寸而沉，过者法曰太过，减者法曰不及。

滑氏曰 关后为阴，尺脉所动之位，脉见一寸而沉。一寸阴数，尺之位沉，阴脉是其常也。过，谓过于本位，过于常脉；不及，谓不及本位，不及常脉，皆病脉也。遂入尺为覆，为内关外格，此阳乘之脉也。

滑氏曰 经曰阳气太盛，则阴气不得相营也。以阴不得营于阳，阳遂下陷而覆于尺之分，为内关外格也。内关外格，谓阴内闭而不上，阳从而外入以格拒之，此阳乘阴位之脉也。故曰覆溢。

滑氏曰覆如物之覆，由上而倾于下也。溢如水之溢，由内而出乎外也。

是其真脏之脉，人不病而死也。

滑氏曰覆溢之脉，乃孤阴独阳上下相离之诊。故曰真脏之脉，谓无胃气以和之也。凡人得此脉，虽不病犹死也。此篇言阴阳之太过不及，虽为病脉，犹未至危殆。若遂上鱼入尺而为覆溢，则死脉也。此遂字，最为切紧，盖承上起下之要言，不然则太过不及、阴阳相乘、关格覆溢，浑为一意，漫无轻重矣。或问，此篇之阴阳相乘，与二十篇之说同异？曰：此篇乃阴阳相乘之极而为覆溢，二十篇则阴阳更相乘而伏匿也。更之一字与此篇遂字，大有径庭。更者，更互之更。遂者，直遂之遂。而覆溢与伏匿，又不能无辨。盖覆溢为死脉，伏匿为病脉，故不可同日语也。此书首三篇，乃越人开卷第一义也。一难言寸口，统阴阳关尺而言。二难言尺寸，以阴阳始终对待而言，关亦在其中矣。三难之覆溢，以阴阳关格而言，尤见关为津要之所。合而观之，三部之义备矣。一、二难言阴阳之常，三难言阴阳之变。

一阳曰与二十难、三十七难第三条互看。

四难曰：脉有阴阳之法，何谓也？然：呼出心与肺，吸入肾与肝，呼吸之间，脾受谷味也。其脉在中。

滑氏曰呼出为阳，吸入为阴；心肺为阳，肾肝为阴。各以部位之高下而应之也。一呼再动，心肺主之。一吸再动，肾肝主之。呼吸定息脉五动，闰以太息，脾之候也。故曰呼吸之间，脾受谷味也。其脉在中。在中者，在阴阳呼吸之中。何[①]则，以脾受谷味，灌溉诸脏，诸脏皆受气于脾土，主中宫之义也。

一阳曰此一章诊脉之要，辨阴阳之法，一定准绳，不可易者也。五难准此。

浮者阳也，沉者阴也，故曰阴阳也。

滑氏曰浮为阳，沉为阴，此承上文而起下文之义。

一阳曰前三难，预言阳脉阴脉浮沉。

心肺俱浮，何以别之？然：浮而大散者，心也。浮而短涩者，肺也。肾肝俱沉，何以别之？然：牢而长者，肝也。按之濡，举指来实者，肾也。脾者中州，故其脉在中。是阴阳之法也。

滑氏曰心肺俱浮而有别也。心为阳中之阳，故其脉浮而大散。肺为阳中之阴，其脉浮而短涩。肝肾俱沉而有别也。肝为阴中之阳，其脉牢而长。肾为阴中之阴，其脉按之濡，举指来实。古益袁氏谓，肾属水，脉按之濡，举指来实，外柔内刚，水之象也。脾说见前。

一阳曰此是五脏脉的总法。十五难春弦、夏钩、秋毛、冬石，亦不离此为主。脉在中的中字，在四脏各各之中，即滑氏在阴阳呼吸之中也。

脉有一阴一阳，一阴二阳，一阴三阳；有一阳一阴，一阳二阴，一阳三阴。如此之言，寸口有六脉俱动邪？然：此言者，非有六脉俱动也。谓浮、沉、长、短、滑、涩也。浮者，阳也。滑者，阳也。长者，阳也。沉者，阴也。短者，

---

① 何：原脱，据《难经本义》补入。

阴也。涩者，阴也。所谓一阴一阳者，谓脉来沉而滑也。一阴二阳者，谓脉来沉滑而长也。一阴三阳者，谓脉来浮滑而长，时一沉也。所言一阳一阴者，谓脉来浮而涩也。一阳二阴者，谓脉来长而沉涩也。一阳三阴者，谓脉来沉涩而短，时一浮也。各以其经所在，名病逆顺也。

滑氏曰又设问答，以明阴阳。脉见于三部者，不单至也。惟其不单至，故有此六脉相兼而见。浮者轻手得之，长者通度本位，滑者往来流利，皆阳脉也。沉者重手得之，短者不及本位，涩者往来凝滞，皆阴脉也。惟其相兼，故有一阴一阳，又一阳一阴，如是之不一也。夫脉之所至，病之所在也。以脉与病及经络脏腑参之，某为宜，某为不宜，四时相应不相应，以名病之逆顺也。

一阳曰六脉重在浮沉两字。此言经即俞经之经。上十二经动脉，独不在经过之处以验之乎？下文五难至十难以后参看，便是各以其经所在名病逆顺也。逆顺二字，隐生克制化奥理玄哉！

五难曰：脉有轻重，何谓也？然：初持脉，如三菽之重，与皮毛相得者，肺部也。如六菽之重，与血脉相得者，心部也。如九菽之重，与肌肉相得者，脾部也。如十二菽之重，与筋平者，肝部也。按之至骨，举指来疾者，肾部也。故曰轻重也。

滑氏曰肺最居上，主候皮毛，故其脉如三菽之重。心在肺下，主血脉，故其脉如六菽之重。脾在心下，主肌肉，故其脉如九菽之重。肝在脾下，主筋，故其脉如十二菽之重。肾在肝下，主骨，故其脉按之至骨，举指来实。肾不言菽，以类推之，当如十五菽之重。今按此法，以轻重言之，即浮、中、沉之意也。然于《枢》《素》无所见。将古脉法而有所授受邪？抑越人自得之见邪？庐陵谢氏曰：此寸关尺所主脏腑，各有分位，而一部之中，脉又自有轻重。因举陵阳虞氏说云：假令左手寸口，如三菽之重得之，乃知肺气之至；如六菽之重得之，知本经之至，余以类求之。夫如是，乃知五脏之气，更相溉灌，六脉因兹，亦有准绳，可以定吉凶、言疾病矣。关尺皆然，如十难中十变脉例而消息之也。

一阳曰 此篇轻重便是阴阳。应上文心肺俱浮何以别之、肝肾俱沉何以别之，参看此一章。指法之轻重，以知阴阳灌溉之相乘也。越人云：菽大抵是个约摸的法，见轻重有个差等，非真如菽之重也。如肥人肌肉坚厚，指下十数两重，方切着肺脉，所以越人先说菽，及到肾部，便云按之至骨。一个骨字，随你下指多重寻之，便说得停当。滑氏注云：故其脉如三菽、如六菽，似背些，不若添一诊字。诊其肺如三菽、如六菽，方合本经得字意。

六难曰：脉有阴盛阳虚，阳盛阴虚，何谓也？然：浮之损小，沉之实大，故曰阴盛阳虚；沉之损小，浮之实大，故曰阳盛阴虚，是阴阳虚实之意也。

滑氏曰 浮沉以下指轻重言，盛虚以阴阳盈亏言。轻手取之而见减小，重手取之而见实大，知其为阴盛阳虚也。重手取之而见损小，轻手取之而见实大，知其为阳盛阴虚也。大抵轻手取之阳之分，重手取之阴之分，不拘何部，率以是推之。

一阳曰 四个之字，是下指轻重消息切脉的法。上文脉有轻重，说五脏部位。此浮沉即是轻重，说阴阳虚实。一百分诊家紧要关节。

七难曰：经言少阳之至，乍大乍小，乍短乍长；阳明之至，浮大而短；太阳之至，洪大而长；太阴之至，紧大而长；少阴之至，紧细而微；厥阴之至，沉短而敦。此六者，是平脉邪？将病脉耶？然：皆王脉也。

滑氏曰六者之王说见下文。

其气以何月各王几日？然：冬至之后，得甲子，少阳王。复得甲子，阳明王。复得甲子，太阳王。复得甲子，太阴王。复得甲子，少阴王。复得甲子，厥阴王。王各六十日，六六三百六十日，以成一岁。此三阳三阴之旺时日大要也。

滑氏曰上文言三阳三阴之王脉，此言三阳三阴之王时，当其时则见其脉也。历家之说，以上古十一月甲子，合朔冬至为历元，盖取夫气朔之分齐也。然天度之运，与日月之行，迟速不一，岁各有差。越人所谓冬至之后得甲子，亦以此欤？是故气朔之不齐，节候之早晚，不能常也。故丁氏注，谓冬至之后得甲子，或在小寒之初，或在大寒之后，少阳之至始于此，余经各以次继之。纪氏亦谓，自冬至之日，一阳始生，于冬至之后得甲子，少阳脉王也。若原其本始，以十一月甲子合朔冬至常例推之，则少阳之王便当从此日始，至正月中，余经各以次继之。少阳之至，阳气尚微，故其脉乍大乍小、乍短乍长。阳明之至，犹有阴也，故其脉浮大而短。太阳之至，阳盛而阴极也。故其脉洪大而长，阳盛极则变而之阴矣。故夏至后为三阴用事之始。而太阴之至，阴气尚微，故其脉紧大而长。少阴之至，阴渐盛也，故其脉紧细而微。厥阴之至，阴盛而极也，故其脉沉短以敦，阴盛极则变而之阳，仍三阳用事之始也。此则三阳三阴之王脉，所以周六甲而循四时，率皆从微以至乎著，自渐而趋于极，各有其序也。袁氏曰：春温而夏暑，秋凉而冬寒，故人六经之脉，亦随四时阴阳消长，迭运而至也。刘温舒曰：《至真要论》云厥阴之至其脉弦[1]，少阴之至其脉钩，太阴之至其脉沉，少阳之至大而浮，阳明之至短而涩，太阳之至大而长。亦随天地之气卷舒也。如春弦夏洪、秋毛冬石之类，则五运六气、四时亦皆应之而见于脉尔。若《平人气象论》太阳脉至，洪大而长；少阳脉至，乍数乍疏，乍短乍长；阳明脉至，浮大而短。《难经》引之，以论三阴三阳之脉者，以阴阳始生之浅深而言之也。篇首称“经言”二字，考之《枢》《素》，无所见。《平人气象论》虽略有其说而不详。岂越人之时，别有所谓上古文字耶？将《内经》有之，而后世脱简耶？是不可知也。后凡言“经言”而无所考者，义皆仿此。

一阳曰此篇“经言”无所考，即十六难六十首也。故六十首注云亦无所考。此四时平人王脉，越人举其常而言。若南北二政，主客加临，五运六气淫复于外，七情六郁挠杂于中，又不拘于此矣。在学者知其大概，以意而消息，明理者自不固执也。越人时日大要意味无穷，则南北二政，胜复之脉，皆在大要之中矣。正所谓句句皆理，字字可法。

八难曰：寸口脉平而死者，何谓也？然：诸十二经脉者，皆系于生气之原。所谓生气之原者，谓十二经之根本也，谓肾间动气也。此五脏六腑之本，十二经脉之根，呼吸之门，三焦之原，一名守邪之神。故气者，人之根本也，根绝则茎叶枯矣。寸口脉平而死者，生气独绝于内也。

滑氏曰肾间动气，人所得于天，以生之气也。肾为子水，位乎坎，北方卦也。乃天一之数，而火木金土之先也。所以为生气之原，诸经之根本，又为守邪之神也。原气胜则邪不能侵，

① 弦：此后原衍“短”字，据《素问·至真要大论》《难经本义》删。

原气绝则死，如木根绝而茎叶枯矣。故寸口脉平而死者，以生气独绝于内也。此篇与第一难之说，义若相悖，然各有所指也。一难以寸口决死生者，谓寸口为脉之大会，而谷气之变见也。此篇以原气言也。人之原气盛则生，原气绝则寸口脉虽平犹死也。原气言其体，谷气言其用也。

一阳曰此重在尺上肾脉上着力说。首章言独取寸口以决五脏六腑死生，此言寸口脉平而死，越人之言何悖戾哉？盖此或为病剧形脱者论耳。《内经》谓形肉已脱，九候虽调者死。凡见病剧者，形体尫羸，大肉已脱，虽六脉平和，尤当诊候冲阳、太溪，更候脐下肾间动气，或动气未绝，犹有可生，动气如绝，虽三部脉平和，啻灯油燃尽复亮，其死无疑矣。医者不可不知。此呼吸二字，是阴阳。首章言十二经，此又言十二经，可与十一难、十四难终一条参看。

九难曰：何以别知脏腑之病耶？然：数者，腑也。迟者，脏也。数则为热，迟则为寒。诸阳为热，诸阴为寒。故以别知脏腑之病也。有图。

滑氏曰凡人之脉，一呼一吸为一息。一息之间脉四至，闰以太息，脉五至，命曰平人。平人者，不病之脉也。其有增减，则为病焉。故一息三至曰迟，不足之脉也。一息六至曰数，太过之脉也。脏为阴，腑为阳。脉数者，属腑，为阳为热。脉迟者，属脏，为阴为寒。不特是也，诸阳脉皆为热，诸阴脉皆为寒。脏腑之病，由是别之。

一阳曰此脏腑是阴阳，下指切近总法。天地元气自冬至后多一刻，则渐渐热；到夏至后减一刻，则渐渐寒。越人神会，窃天地之消息矣。

十难曰：一脉为十变者，何谓也？然：五邪刚柔相逢之意也。假令心脉急甚者，肝邪干心也。心脉微急者，胆邪干小肠也。心脉大甚者，心邪自干心也。心脉微大者，小肠邪自干小肠也。心脉缓甚者，脾邪干心也。心脉微缓者，胃邪干小肠也。心脉涩甚者，肺邪干心也。心脉微涩者，大肠邪干小肠也。心脉沉甚者，肾邪干心也。心脉微沉者，膀胱邪干小肠也。五脏各有刚柔邪，故令一脉辄变为十也。

补遗

肝脉急甚者，肝邪自干肝也。肝脉微急者，胆邪自干胆也。肝脉大甚者，心邪干肝也。肝脉微大者，小肠邪干胆也。肝脉缓甚者，脾邪干肝也。肝脉微缓者，胃邪干胆也。肝脉涩甚者，肺邪干肝也。肝脉微涩者，大肠邪干胆也。肝脉沉甚者，肾邪干肝也。肝脉微沉者，膀胱邪干胆也。

脾脉急甚者，肝邪干脾也。脾脉微急者，胆邪干胃也。脾脉大甚者，心邪干[①]脾也。脾脉微大者，小肠邪干胃也。脾脉缓甚者，脾邪自干脾也。脾脉微缓者，胃邪自干胃也。脾脉涩甚者，肺邪干脾也。脾脉微涩者，大肠邪干胃也。脾脉沉甚者，肾邪干脾也。脾脉微沉者，膀胱邪干胃也。

肺脉急甚者，肝邪干肺也。肺脉微急者，胆邪干大肠也。肺脉大甚者，心邪干肺也。肺脉微大者，小肠邪干大肠也。肺脉缓甚者，脾邪干肺也。肺脉微缓者，胃邪干大肠也。肺脉涩甚者，肺邪自干肺也。肺脉微涩者，大肠邪自干大肠也。肺脉沉甚者，肾邪干肺也。肺脉微沉者，膀胱邪干大肠也。

肾脉急甚者，肝邪干肾也。肾脉微急者，胆邪干膀胱也。肾脉大甚者，心邪干肾也。肾脉微大者，小肠邪干膀胱也。肾

① 干：原文误为“肝”，据上下文义改。

脉缓甚者，脾邪干肾也。肾脉微缓者，胃邪干膀胱也。肾脉涩甚者，肺邪干肾也。肾脉微涩者，大肠邪干膀胱也。肾脉沉甚者，肾邪自干肾也。肾脉微沉者，膀胱邪自干膀胱也。

滑氏曰五邪者，谓五脏五腑之气，失其正而为邪者也。刚柔者，阳为刚，阴为柔也。刚柔相逢，谓脏逢脏、腑逢腑也。五脏五腑各有五邪，以脉之来甚者属脏，微者属腑。特以心脏发其例，余可类推，故云一脉辄变为十也。

一阳曰此刚柔是阴阳。甚，脏干脏；微，腑干腑。予妄为越人补肝、脾、肺、肾四十变，以便学者易知。

十一难曰：经言脉不满五十动而一止，一脏无气者，何脏也？然：人吸者随阴入，呼者因阳出。今吸不能至肾，至肝而还，故知一脏无气者，肾气先尽也。

滑氏曰《灵枢》第五篇，人一日一夜五十营，以营五脏之精，不应数者，名曰狂生。所谓五十营者，五脏皆受气。持其脉口，数其至也。五十动不一代者，五脏皆受气。四十动代者，一脏无气。三十动一代者，二脏无气。二十动一代者，三脏无气。十动一代者，四脏无气。不满十动一代者，五脏无气。予之短期。按五脏肾最在下，吸气是远，若五十动不满而一止者，知肾无所资，气当先尽。尽犹衰竭也。衰竭则不能随诸脏气而上矣。

一阳曰吸者随阴入，入的是阳气。呼者因阳出，出的是阴气。阳是元气，阴是谷气。凡人呼吸出三而入一，不出三则谷气无以消，不入一则元气无以续，可见阴阳互为其根。可与二十四难参看，此是候内，彼是候外。

十二难曰：经言五脏脉已绝于内，用针者，反实其外；五脏脉已绝于外，用针者，反实其内。内外之绝，何以别之？然：五脏脉已绝于内者，肾肝气已绝于内也，而医反补其心肺。五脏脉已绝于外者，其心肺脉已绝于外也，而医反补其肾肝。阳绝补阴，阴绝补阳，是谓实实虚虚，损不足而益有余。如此死者，医杀之耳！

滑氏曰《灵枢》第一篇曰：凡将用针，必先诊脉，视气之剧易，乃可以治也。又第三篇曰：所谓五脏之气已绝于内者，脉口气内绝不至，反取其外之病处，与阳经之合，有留针以致阳气，阳气至则内重竭，重竭则死矣。其死也，无气以动，故静。所谓五脏之气已绝于外者，脉口气外绝不至，反取其四末之输，有留针以致其阴气。阴气至则阳气反入，入则逆，逆则死矣。其死也，阴气有余，故躁。此《灵枢》以脉口内外言阴阳也。越人以心肺肾肝内外别阴阳，其理亦由是也。纪氏谓，此篇言针法。冯氏玠谓，此篇合入用针补泻之类，当在六十难之后，以例相从也。

一阳曰此章内外是阴阳。此绝字作病字、虚字为当，与二十四难绝字不同。此阴阳指内外言，内是肾肝，外是心肺。脾居中，故不言脾也。分别内外，是指下轻重、深浅、浮沉的法。

十三难曰：经言见其色而不得其脉，反得相胜之脉者，即死；得相生之脉者，病即自已。色之与脉，当参相应，为之奈何？

滑氏曰《灵枢》第四篇曰：见其色，知其病，命曰明。按其脉，知其病，命曰神。问其病，知其处，命曰工。色脉形肉，不得相失也。色青者其脉弦，赤者其脉钩，黄者其脉代，白者其脉毛，黑者其脉石。见其色而不得其脉，谓色脉之不相得也。色脉既不相得，看得何脉，得相胜之脉即死，得相生之脉病即自已。已，愈也。参，合也。

一阳曰此章色脉便是阴阳。此是切脉内隐了望法。

然：五脏有五色，皆见于面，亦当与寸口尺内相应。假令色青，其脉当弦而急。色赤，其脉浮大而散。色黄，其脉中缓而大。色白，其脉浮涩而短。色黑，其脉沉濡而滑。此正谓五色之与脉，当参相应也。

滑氏曰色脉当参相应。夫如是，则见其色得其脉矣。

脉数，尺之皮肤亦数。脉急，尺之皮肤亦急。脉缓，尺之皮肤亦缓。脉涩，尺之皮肤亦涩。脉滑，尺之皮肤亦滑。

滑氏曰《灵枢》第四篇黄帝曰：色脉已定，别之奈何？岐伯曰：调其脉之缓急、大小、滑涩，肉之坚脆，而病变定矣。黄帝曰：调之奈何？岐伯答曰：脉急，尺之皮肤亦急。脉缓，尺之皮肤亦缓。脉小，尺之皮肤亦减而少气。脉大，尺之皮肤亦贲而起。脉滑，尺之皮肤亦滑。脉涩，尺之皮肤亦涩。凡此变者，有微有甚。故善调尺者，不待于寸；善调脉者，不待于色。能参合而行之者，可以为上工，上工十全九。行二者，为中工，中工十全八。行一者，为下工，下工十全六。此通上文，所谓色脉形肉不相失也。

一阳曰心、肝、脾、肺、肾似舛些，如若应上文色青起，此数字该在第二句，急字该在首句，抑年逾远而传写讹耶？尺是下指之处，验之。

五脏各有声色臭味，当与寸口尺内相应，其不应者病也。假令色青，其脉浮涩而短。若大而缓为相胜，浮大而散；若小而滑为相生也。

滑氏曰若之为言或也。举色青为例，以明相胜相生也。青者，肝之色。脉浮涩而短，肺脉也，为金克木。大而缓，脾脉也，为木克土。此相胜也。浮大而散，心脉也，为木生火。小而滑，肾脉也，为水生木。此相生也。此所谓得相胜之脉，即死；得相生之脉，病即自已也。

一阳曰此言声便是闻法，臭味是问法，惜乎遗失不全也。后之学者，不可自阻，仍要努力思索据理而消息之，以复神圣工巧四事。此是说色脉生克，举一以例，至三十四难方说出声臭味，当参此玩之。

经言：知一为下工，知二为中工，知三为上工。上工者，十全九。中工者，十全八。下工者，十全六。此之谓也。

滑氏曰说见前。三谓色、脉、皮肤三者也。此篇问答凡五节。第一节为问辞，第二、第三节言色脉形肉不得相失，第四节言五脏各有声色臭味，当与寸尺相应。然假令以下，但言色脉相参，不言声臭味，殆阙文欤？抑色之著于外者，将切于参验欤？第五节则以所知之多寡为工之上下也。

一阳曰知三为上工。愚谓三是望、闻、切三事，或是不问之中有问存焉三事。

十四难曰：脉有损至，何谓也？然：至之脉，一呼再至曰平，三至曰离经，四至曰夺精，五至曰死，六至曰命绝。此至之脉也。何谓损？一呼一至曰离经，再呼一至曰夺精，三呼一至曰死，四呼一至曰命绝。此损之脉也。至脉从下上，损脉从上下也。

滑氏曰平人之脉，一呼再至，一吸再至，呼吸定息，脉四至，加之则为过，减之则不及。过与不及，所以为至为损焉。离经者，离其经常之度也。夺精，精气衰夺也。至脉从下而逆上，由肾而之肺也。损脉从上而行下，由肺而之肾也。谢氏曰：

平人一呼再至，脉行三寸。今一呼三至，则脉行四寸半。一息之间，计九寸。二十息之间，一百八十寸，比平人行速过六十寸。此至脉之离经也。平人一呼脉再至，行三寸，今一呼一至，只得一寸半，二十息之间，脉迟行六十寸。此损脉之离经也。若夫至脉之夺精，一呼四至，则一息之间行一尺二寸。损脉之夺精，二呼一至，则一息之间行三寸，其病又甚矣。过此者，死而命绝也。

一阳曰损至便是阴阳。至从下上，是复卦，阳从地起。损从上下，是垢卦，阴从上来。三呼一至，四呼一至，孤阴无阳，焉得不死？

损脉之为病奈何？然：一损损于皮毛，皮聚而毛落。二损损于血脉，血脉虚少，不能荣于五脏六腑。三损损于肌肉，肌肉消瘦，饮食不能为肌肤。四损损于筋，筋缓不能自收持。五损损于骨，骨痿不能起于床。反此者，至于收病也。从上下者，骨痿不能起于床者死。从下上者，皮聚而毛落者死。

滑氏曰至于收病也，当作至脉之病也。于收二字误。肺主皮毛，心主血脉，脾主肌肉，肝主筋，肾主骨，各以所主而见其所损也。反此为至脉之病者，损脉从上下，至脉则从下上也。

一阳曰此是候外，与二十四难参看。从上下者，是阴极也。从下上者，是阳极也。

治损之法奈何？然：损其肺者，益其气。损其心者，调其荣卫。损其脾者，调其饮食，适其寒温。损其肝者，缓其中。损其肾者，益其精。此治损之法也。

滑氏曰肺主气，心主血脉，肾主精，各以其所损而调治之。荣卫者，血脉之所资也。脾主受谷味，故损其脾者，调其饮食，适其寒温。如春夏食凉食冷，秋冬食温食热，及衣服起居，各当其时是也。肝主血，血虚则中不足。一云：肝主怒，怒能伤肝，故损其肝者，缓其中。经曰：肝苦急，急食甘以缓之。缓者，和也。

一阳曰此是越人五脏治法，从根上起下手。学者不可忽精思，恒竭心力，必融会廓充，自有大准绳处。

脉有一呼再至，一吸再至；有一呼三至，一吸三至；有一呼四至，一吸四至；有一呼五至，一吸五至；有一呼六至，一吸六至；有一呼一至，一吸一至；有再呼一至，再吸一至；有呼吸再至此五字衍文。脉来如此，何以别知其病也？

滑氏曰此再举损至之脉为问答也。盖前之损至，以五脏自病得之于内者而言，此则以经络血气为邪所中之甚微，自外得之者而言也。其曰呼吸再至，即一呼一至、一吸一至之谓，疑衍文也。

然：脉来一呼再至，一吸再至，不大不小曰平。一呼三至，一吸三至，为适得病。前大后小，则头痛目眩。前小后大，即胸满短气。一呼四至，一吸四至，病欲甚。脉洪大者，苦烦满。沉细者，腹中痛。滑者，伤热。涩者，中雾露。一呼五至，一吸五至，其人当困。沉细夜加，浮大昼加。不大不小，虽困可治。其有小大者，为难治。一呼六至，一吸六至，为死脉也。沉细夜死，浮大昼死。一呼一至，一吸一至，名曰损，人虽能行，犹当着床。所以然者，血气皆不足故也。再呼一至，再吸一至，呼吸再至此四字即前衍文，名曰无魂，无魂者，当死也。人虽能行，名曰行尸。

滑氏曰一息四至，是为平脉。一呼三至，一吸三至，是一息之间脉六至，比之平人多二至，故曰适得病，未甚也。然又以前大后小、前小后大而言病能也。前后非言寸尺，犹十五难前曲后居之前后，以始末言也。一呼四至，一吸四至，病欲甚矣。故脉洪大者，苦烦满，病在高也；沉细者，腹中痛，病在下也；各以其脉言之。滑为伤热者，热伤气而不伤血，血自有余，故脉滑也；涩为中雾露者，雾露之寒伤人荣血，血受寒，故脉涩也。一呼五至，一吸五至，其人困矣。若脉更见浮大沉细，则各随昼夜而加剧。以浮大顺昼，阳也；沉细顺夜，阴也。若不见二者之脉，人虽困犹可治。小大即沉细浮大也。一呼六至，一吸六至，增之极也，故为死脉。沉细夜死，浮大昼死，阴遇阴，阳遇阳也。一呼一至，一吸一至，名曰损，以血气皆不足也。再呼一至，再吸一至，谓两吸之间脉再动，减之极也。经曰：形气有余，脉气不足者死，故曰无魂而当死也。

上部有脉，下部无脉，其人当吐，不吐者死；上部无脉，下部有脉，虽困无能为害。所以然者，譬如人之有尺，树之有根，枝叶虽枯槁，根本将自生。脉有根本，人有元气，故知不死。

滑氏曰譬如二字，当在人之有尺下。此又以脉之有无，明上下部之病也。纪氏曰：上部有脉，下部无脉，是邪实并于上，即当吐也。若无吐证，为上无邪而下气竭，故云当死。东垣李氏曰：下部无脉，此木郁也。饮食过饱，填塞于胸中太阴之分，而春阳之令不得上行故也。是为木郁。木郁则达之，谓吐之是也。谢氏曰：上部无脉，下部有脉者，阴气盛而阳气微，故虽困无能为害。上部无脉，如树枝之槁；下部有脉，如树之有根。惟其有根，可以望其生也。四明陈氏曰：至，进也，阳独胜而至数多也；损，减也，阴独胜而至数少也。至脉从下上，谓无阴而阳独行，至于上则阳亦绝而死矣。损脉从上下，谓无阳而阴独行，至于下则阴亦尽而死矣。一难言寸口以决脏腑死生吉凶，谓气口为五脏主也。四难言脾受谷味，其脉在中，是五脏皆以胃为主，其脉则主关上也。此难言人之有尺，譬如树之有根，脉有根本，人有元气，故知不死，则以尺为主也。此越人所以错综其义，散见诸篇，以见寸关尺各有所归重云。

一阳曰八难谓寸口脉平而死也，是重在尺上说。

十五难曰：经言春脉弦，夏脉钩，秋脉毛，冬脉石。是王脉耶？将病脉也？然：弦、钩、毛、石者，四时之脉也。春脉弦者肝，东方木也，万物始生，未有枝叶，故其脉之来，濡弱而长，故曰弦。夏脉钩者心，南方火也，万物之所茂，垂枝布叶，皆下曲如钩，故其脉来疾去迟，故曰钩。秋脉毛者肺，西方金也，万物之所终，草木华叶，皆秋而落，其枝独在，若毫毛也，故其脉之来，轻虚以浮，故曰毛。冬脉石者肾，北方水也，万物之所藏也，盛冬之时，水凝如石，故其脉之来沉濡而滑，故曰石。此四时之脉也。

滑氏曰此《内经·平人气象》《玉机真脏论》参错其文而为篇也。春脉弦者肝，主筋，应筋之象。夏脉钩者心，主血脉，应血脉来去之象。秋脉毛者肺，主皮毛。冬脉石者肾，主骨。各应其象，兼以时物之象取义也。来疾去迟，刘立之曰：来者，自骨肉之分而出于皮肤之际，气之升而上也；去者，自皮肤之际而还于骨肉之分，气之降而下也。

一阳曰春夏秋冬四时之阴阳，假外象以象脉之形状，概言四时之脉，是如此形状，为安位得宜。脉与天地四时、生长收藏一气运用。言医者，必先岁气，信矣。越人又重言“此四时之脉也”，可见南北政、逐年运气、主客胜复不拘于此。越人说话，没病不令人议论脉之来去，在此见经云“知无不出入，无不升降”。

如有变奈何？

滑氏曰脉逆四时之谓变。

然：春脉弦，反者为病。何谓反？然：其气来实强，是为太过，病在外；气来虚微，是为不及，病在内；气来厌厌聂聂，如循榆叶曰平；益实而滑，如循长竿曰病；急而劲益强，如新张弓弦曰死。春脉微弦曰平，弦多胃气少曰病，但弦无胃气曰死，春以胃气为本。夏脉钩，反者为病。何谓反？然：其气来实强，是谓太过，病在外；气来虚微，是谓不及，病在内。其脉来，累累如环，如循琅玕曰平；来而益数，如鸡举足者曰病；前曲后居，如操带钩曰死。夏脉微钩曰平，钩多胃气少曰病，但钩无胃气曰死，夏以胃气为本。秋脉毛，反者为病。何谓反？然：其气来实强，是谓太过，病在外；气来虚微，是谓不及，病在内。其脉来蔼蔼如车盖，按之益大曰平；不上不下，如循鸡羽曰病；按之萧索，如风吹毛曰死。秋脉微毛曰平，毛多胃气少曰病，但毛无胃气曰死，秋以胃气为本。冬脉石，反者为病。何谓反？然：其气来实强，是谓太过，病在外；气来虚微，是谓不及，病在内。脉来上大下兑，濡滑，如雀之啄曰平；啄啄连属，其中微曲曰病；来如解索，去如弹石曰死。冬脉微石曰平，石多胃气少曰病，但石无胃气曰死，冬以胃气为本。

滑氏曰春脉太过，则令人善忘，忽忽眩冒巅疾；不及则令人胸痛引背，下则两胁胠满。夏脉太过，则令人身热而肤痛，为浸淫；不及则令人烦心，上见咳唾，下为气泄。秋脉太过，则令人逆气而背痛愠愠然；不及则令人喘，呼吸少气而咳，上气见血，下闻病音。冬脉太过，则令人解㑊，脊脉痛，而少气不欲言；不及则令人心悬如饥，眇中清，脊中痛，少腹满，小便变，此岐伯之言也。越人之意，盖本诸此。变脉言气者，脉不自动，气使之然，且主胃气而言也。循，抚也，按也。春脉厌厌聂聂，如循榆叶，弦而和也；益实而滑，如循长竿，弦多也；急而劲益强，如新张弓弦，但弦也。夏脉累累如环，如循琅玕，钩而和也；如鸡举足，钩多而有力也。前曲后居，谓按之坚而搏，寻之实而据，但钩也。秋脉蔼蔼如车盖，按之益大，微毛也，不上不下，如循鸡羽，毛多也；按之萧索，如风吹毛，但毛也。冬脉上大下兑，大小适均，石而和也，上下与来去同义，见前篇；啄啄连属，其中微曲，石多也；来如解索，去如弹石，但石也。大抵四时之脉，皆以胃气为本，故有胃气则生，胃气少则病，无胃气则死，于弦、钩、毛、石中，每有和缓之体，为胃气也。此篇与《内经》中互有异同。冯氏曰：越人欲使脉之易晓，重立其义尔。按《内经》第三卷[①]《平人气象论》篇云：平肝脉来，软弱招招，如揭长竿末梢。平肺脉来，厌厌聂聂，如落榆荚。平肾脉来，喘喘累累如钩，按之而坚。病肾脉来，如引葛之益坚；死肾脉，如发夺索，辟辟如弹石，此为异也。

一阳曰细言四时之脉，条陈形状，太过病在外，不及病在内，平病死，一脉变为四时。越人垂法后世，其用心何其谆谆恳切哉！

胃者，水谷之海，主禀四时，皆以胃气为本，是谓四时之变病，死生之要会也。

---

① 三卷：《难经本义》作“二卷”。《平人气象论》在全元起注本《素问》中在第一卷，在王冰注本中则在第五卷。

滑氏曰胃属土，土之数五也。万物归之，故云水谷之海。而水、火、金、木，无不待是以生，故云主禀四时。禀，供也，给也。

一阳曰伤寒越婢汤名，主胃气而言，发越胃气，以充供给之意也。

脾者，中州也，其平和不可得见，衰乃见耳。来如雀之啄，如水之下漏，是脾衰见也。

滑氏曰脾者中州，谓呼吸之间，脾受谷味，其脉在中也，其平和不得见。盖脾寄王于四季，不得独主于四时。四脏之脉平和，则脾脉在中矣。衰乃见者，雀啄屋漏，异乎常也。雀啄者，脉至坚锐而断续不定也；屋漏者，脉至缓散，动而复止也。

一阳曰五行[1]脾配土，雀啄是肾脉见于脾者，以不胜而侮所胜，是无土也，脾衰乃见矣。观越人用字意味深长，不曰漏下，而曰下漏。若漏下则脉不接续，下漏则点点滴滴，停止不续而散矣。

十六难曰：脉有三部九候，有阴阳，有轻重，有六十首。一脉变为四时，离圣久远，各自是其法，何以别之？

滑氏曰谢氏云：此篇问三部九候以下共六件，而本经并不答所问，似有缺文。今详三部九候，则十八难中第三章言之，当属此篇错简在彼。阴阳见四难，轻重见五难，一脉变为四时，即十五难春弦、夏钩、秋毛、冬石也。六十首，按《内经·方盛衰》篇曰：圣人持诊之道，先后阴阳而持之，奇恒之势乃六十首。王注谓：奇恒六十首，今世不存。则失其传者，由来远矣。

---

① 行：原音误为“形”，据文义改。

一阳曰考六十首，即七难六甲之首云云。谢氏注甚详。前七难六甲首，经言无所考，即王注“奇恒六十首，今世不存”是也。

然：是其病有内外证。

滑氏曰此盖答辞，然与前问不相蒙，当别有问辞也。

其病为之奈何？

滑氏曰问内外证之详也。

然：假令得肝脉，其外证善洁，面青善怒；其内证脐左有动气，按之牢若痛。其病四肢满闭，淋溲便难，转筋。有是者肝也，无是者非也。

滑氏曰得肝脉，诊得弦脉也。肝与胆合，为清净之府，故善洁。肝为将军之官，故善怒，善犹喜好也。面青，肝之色也。此外证之色，脉情好也。脐左，肝之部也。按之牢者，若谓其动气按之坚牢而不移，或痛也。冯氏曰：肝气膹郁，则四肢满闭。《传》曰“风淫末疾”是也。厥阴脉循阴器，肝病，故溲便难；转筋者，肝主筋也。此内证之部属及所主病也。

一阳曰面青二字，当在善洁二字上。

假令得心脉，其外证面赤口干，喜笑；其内证脐上有动气，按之牢若痛。其病烦心，心痛，掌中热而啰。有是者心也，无是者非也。

滑氏曰掌中，手心主脉所过之处，盖真心不受邪。受邪者，手心主尔。啰，干呕也。心病则火盛，故啰。经曰：诸逆冲上，皆属于火。诸呕吐酸，皆属于热。

一阳曰喜虽属心，《图注》喜字作善字，得或传刻之讹也。

假令得脾脉[1]，其外证面黄善噫，善思善味；其内证当脐有动气，按之牢若痛。其病腹胀满，食不消，体重节痛，怠堕嗜卧，四肢不收。有是者脾，无是者非也。

滑氏曰《灵枢·口问》篇曰：噫者，寒气客于胃，厥逆从下上散，复出于胃，故为噫。经曰：脾主四肢。

假令得肺脉，其外证面白善嚏，悲愁不乐，欲哭；其内证脐右有动气，按之牢若痛，其病喘咳，洒淅寒热。有是者肺也，无是者非也。

滑氏曰阳[2]气和利，满于心，出于鼻，故为嚏。洒淅寒热，肺主皮毛也。

假令得肾脉，其外证面黑，善恐欠；其内证脐下有动气，按之牢若痛。其病逆气，小腹急痛，泄如下重，足胫寒而逆。有是者肾也，无是者非也。

滑氏曰肾气不足则为恐，阴阳相引则为欠，泄而下重，少阴泄也。如读为而。

十七难曰：经言病或有死，或有不治自愈，或有连年月不已。其死生存亡，可切脉而知之耶？然：可尽知也。

滑氏曰此篇所问者三，答云：可尽知也。而止答病之死证，余无[3]所见，当有阙漏。

诊病，若闭目不欲见人者，脉当得肝脉，强急而长，而反得肺脉，浮短而涩者，死也。

滑氏曰肝开窍于目，闭目不欲见人，肝病也。肝病见肺脉，

---

① 脉：原误作“脾”，据《难经本义》《难经集注》改。

② 阳：原脱，据《难经本义》滑氏注补入。《难经本义》此前有“岐伯曰”三字。

③ 无：原脱，据《难经本义》滑氏注补入。

金克木也。

病若开目而渴，心下牢者，脉当得紧实而数，反得沉涩而微者，死也。

滑氏曰病实而脉虚也。

病若吐血，复鼽衄血者，脉当沉细，而反浮大而牢者死也。

滑氏曰脱血脉实，相反也。

病若谵言妄语，身当有热，脉当洪大。而反手足厥逆，脉沉细而微者，死也。

滑氏曰阳病见阴脉，相反也。

病若大腹而泄者，脉当微细而涩，反紧大而滑者，死也。

滑氏曰泄而脉大，相反也。大腹，腹胀也。

一阳曰越人立问，不离脏腑，今首答云肝，而下不及四脏，大概漫说，似亦有缺。前十三难，言色之与脉参应，此言病能之与脉当参应。此数条内，只说死证，隐了不治自愈，隐了连年月不已，只在参应上分别出来。若得相生之脉，就有不治自愈。若得虚实正微邪的，就有连年月不已，在学者细心融会推广。

十八难曰：脉有三部，部有四经。手有太阴、阳明，足有太阳、少阳，为上下部，何谓也？有图。

滑氏曰此篇立问之意，谓人十二经脉，凡有三部，每部之中有四经。今手有太阴、阳明，足有太阳、少阴，为上下部何也？盖三部者，以寸关尺分上中下也。四经者，寸关尺两两相比，则每部各有四经矣。手之太阴、阳明，足之太阳、少阴，为上下部者，肺居右寸，肾居左尺，循环相资。肺高肾下，母子之相望也。经云“脏真高于肺，脏真下于肾”是也。

然：手太阴、阳明，金也。足少阴、太阳，水也。金生水，水流下行而不能上，故在下部也。足厥阴、少阳，木也，生手太阳、少阴火，火炎上行而不能下，故为上部。手心主、少阳火，生足太阴、阳明土，土主中宫，故在中部也。此皆五行子母更相生养者也。

滑氏曰手太阴、阳明金，下生足太阳、少阴水，水性下，故居下部。足少阴、太阳水，生足厥阴、少阳木。木生手少阴、太阳火，及手心主火。火炎上行，是为上部。火生足太阴、阳明土，土居中部，复生肺金。此五行子母更相生养者也。此盖因手太阴、阳明，足太阳、少阴，为上、下部，遂推广五行相生之大。越人亦以五脏生成之后，由其部分之高下而推言之，非谓未生之前，必待如是而后生成也。而又演为三部之说，即四难所谓心肺俱浮、肾肝俱沉、脾者中州之意。但彼直以脏言，此以经言，而脏腑兼之。以上问答明经，此下二节，俱不相蒙，疑它经错简。

一阳曰此金是乾金。盖天一生水，肺为四脏之天，故首言之。

脉有三部九候，各何主之？然：三部者，寸关尺也；九候者，浮中沉也。上部法天，主胸以上至头之有疾也。中部法人，主膈以下至脐之有疾也。下部法地，主脐以下至足之有疾也。审而刺之者也。

滑氏曰谢氏云：此一节，当是十六难中答辞，错简在此，而剩出“脉有三部九候各何主之”十字。审而刺之，纪氏云：欲诊脉动而中病，不可不审，故曰审而刺之。刺者，言其动而中也。陈万年传曰：刺候，谓中其候。与此意同。或曰：刺，针刺也，谓审其部而针刺之。

一阳曰审字合三部九候而言，即经之指别也。玄哉！

人病有沉滞久积聚，可切脉而知之耶？

滑氏曰此下问答，亦未详所属。或曰当是十七难中“或连年月不已”答辞。

然：诊在右胁有积气，得肺脉结，脉结甚则积甚，结微则气微。

滑氏曰结为积聚之脉。肺脉见结，知右胁有积气。右胁，肺部也。积气有微甚，脉从而应之。

诊不得肺脉，而右胁有积气者，何也？然：肺脉虽不见，右手脉当沉伏。

滑氏曰肺脉虽不见结，右手脉当见沉伏，沉伏亦积聚脉，右手所以候里也。

其外痼疾同法耶？将异也？

滑氏曰此承上文，复问外之痼疾与内之积聚法将同异。

然：结者，脉来去时一止，无常数，名曰结也。伏者，脉行筋下也。浮者，脉在肉上行也。左右表里，法皆如此。

滑氏曰结为积聚；伏脉行筋下，主里；浮脉行肉上，主表，所以异也。前举右胁为例，故此云左右同法。

假令脉结伏者内无积聚，脉浮结者外无痼疾，有积聚脉不结伏，有痼疾脉不浮结，为脉不应病，病不应脉，是为死病也。

滑氏曰有是脉，无是病；有是病，无是脉。脉病不相应，故为死病也。

一阳曰脉之难诊，诊之不应，有如此。夫脉岂易言哉！学可不师先觉哉！粗工不惟欺人，其贻自己之累不浅浅矣。

十九难曰：经言脉有逆顺，男女有恒句。而反者，何谓也？

滑氏曰 恒，胡登反，常也。脉有顺逆，据男女相比而言也。男脉在关上，女脉在关下。男子尺脉恒弱，女子尺脉恒盛，此男女之别也。逆顺云者，男之顺，女之逆也。女之顺，男不同也。虽然，在男女则各有常矣。反，谓反其常也。

一阳曰 逆顺便分阴阳。

然：男子生于寅，寅为木，阳也。女子生于申，申为金，阴也。故男脉在关上，女脉在关下，是以男子尺脉恒弱，女子尺脉恒盛，是其常也。有图。

滑氏曰 此推本生物之初，而言男女阴阳也。纪氏曰：生物之初，其本原皆始于子。子者，万物之所以始也，自子推之，男左旋三十而至于巳，女右旋二十而至于巳，是男女婚嫁之数也。自巳而怀娠。男左旋十月而生于寅，寅为木，阳也。女右旋十月而生于申，申为金，阴也。谢氏曰：寅为木，木生火，又火生在寅而性炎上，故男脉在关上。申为金，金生水，又水生于申而性流下，故女脉在关下。愚谓，阳之体轻清而升，天道也，故男脉在关上。阴之体重浊而降，地道也，故女脉在关下。此男女之常也。

一阳曰 不若面南面北受气，则两尺自然分盛弱矣。男子面南，水在尺，水主静，故尺宜弱，弱非虚弱之弱，要沉静流利也。女子面北，火在尺，火主动，故尺宜盛，盛非太过之盛，要调匀洪滑也。如男子畏泻，因水在尺，水决围则涸矣。女人不畏泻，火气上炎。女人畏吐者，因水在寸，人以水为主，吐亦水涸矣。哲者再推之。

反者，男得女脉，女得男脉也。

滑氏曰男女异常，是[1]之谓反。

一阳曰男子以阳脉为主，今得女脉，是阴盛。女子以阴脉为主，今得男脉，是阳盛，皆谓之反。

其为病何如？

滑氏曰问反之为病也。

然：男得女脉为不足，病在内。左得之，病在左；右得之，病在右，随脉言之也。女得男脉为太过，病在四肢。左得之，病在左；右得之，病在右。随脉言之，此之谓也。

滑氏曰惟其反常，故太过不及，在内在外之病见焉。

一阳曰道以中为至，不及太过皆为病脉。十五难气来实强，是谓太过，病在外，即四肢也。气来虚微，是谓不及，病在内。不足，即虚微也。四肢，兼皮毛、血脉、肌肉、筋骨言。

二十难曰：经言脉有伏匿，伏匿于何脏而言伏匿邪？然：谓阴阳更相乘、更相伏也。脉居阴部而反阳脉见者，为阳乘阴也。脉虽时沉涩而短，此谓阳中伏阴也。脉居阳部而反阴脉见者，为阴乘阳也。脉虽时浮滑而长，此谓阴中伏阳也。

滑氏曰居，犹在也，当也。阴部尺，阳部寸也。乘，犹乘车之乘，出于其上也。伏，犹伏兵之伏，隐于其中也。匿，藏也。丁氏曰：此非特言寸为阳、尺为阴，以上下言，则肌肉之上为阳部，肌肉之下为阴部，亦通。

一阳曰此类三难，乘阳乘阴之乘，三阴三阳之脉，即四难浮沉长短滑涩分阴阳也。更字是互字，是病脉。前三难遂字是死字，乘字在部位上说，谓阳脉出于阴部之分。伏字在脉上说，

① 是：原脱，据《难经本义》滑氏注文补入。

谓阴部分阳脉，虽乘而阴脉时亦全见，乃阳脉盛，伏匿于阴内；阳部分阴脉，虽乘而阳脉时亦全见，乃阴脉盛，伏匿于阳内，阴阳混杂，更相乘伏。更字在时字上见，大抵是病脉，不安位[①]也。中字叶韵为重，盛也，阳盛阴盛亦通。

重阳者狂，重阴者癫，脱阳者见鬼，脱阴者目盲。

滑氏曰此五十九难之文，错简在此。

二十一难曰：经言人形病，脉不病，曰生；脉病，形不病，曰死。何谓也？然：人形病，脉不病，非有不病者也，谓息数不应脉数也。此大法。

滑氏曰周仲立云：形体之中，觉见憔悴，精神昏愦，食不忻美，而脉得四时之从，无过不及之偏，是人病脉不病也。形体安和，而脉息乍大乍小，或至或损，弦、紧、浮、滑、沉、涩不一，残贼冲和之气，是皆脉息不与形相应，乃脉病人不病也。仲景云：人病脉不病，名曰内虚，以无谷气，神虽困无苦。脉病人不病，名曰行尸，以无王气，卒眩仆，不识人，短命则死。谢氏曰：按本经答文，词意不属，似有脱误。

一阳曰一难至二十一难，皆言脉形。在外是阳脉，在内是阴。“息数不应脉数”一句，顾照上文一难“呼吸定息，脉行六寸”，以终首章之意。

二十二[②]难曰：经言脉有是动，有所生病。一脉变为二病者，何也？然：经言是动者，气也；所生病者，血也。邪在气，气为是动；邪在血，血为所生病。气主呴之，血主濡之，气留而不行者，为气先病也。血壅而不濡者，为血后病

---

① 谓阴部分阳脉……不安位：原刻为小字，据上下文义当连属，故改为大字。

② 二：原误为“一”，据《难经本义》《难经集注》改。

也，故先为是动，后所生也。

滑氏曰呴，香句反，濡平声。呴，煦也，气主煦之，谓气煦嘘往来，熏蒸于皮肤分肉也。血主濡之，谓血濡润筋骨，滑利关节，荣养脏腑也。此脉字，非尺寸之脉，乃十二经隧之脉也。此谓十二经隧之脉，每脉中辄有二病者，盖以有在气、在血之分也。邪在气，气为是而动。邪在血，血为所生病。气留而不行，为气病。血壅而不濡，为血病。故先为是动，后所生病也。先后云者，抑气在外，血在内，外先受邪则内亦从之而病欤？然邪亦有只在气，亦有径在血者，又不可以先后拘也。

一阳曰是动所生病，便是阴阳。

二十三难曰：手足三阴三阳，脉之度数可晓以不？然：手三阳之脉，从手至头，长五尺，五六合三丈。手三阴之脉，从手至胸中，长三尺五寸，三六一丈八尺，五六三尺，合二丈一尺。足三阳之脉，从足至头，长八尺，六八四丈八尺。足三阴之脉，从足至胸，长六尺五寸，六六三丈六尺，五六三尺，合三丈九尺。人两足跷脉，从足至目，长七尺五寸，二七一丈四尺，二五一尺，合一丈五尺。督脉、任脉各长四尺五寸，二四八尺，二五一尺，合九尺。凡脉长一十六丈二尺，此所谓十二经脉长短之数也。

滑氏曰此《灵枢》二十七篇全文。三阴三阳，《灵枢》皆作六阴六阳，义尤明白。按经脉之流注，则手之三阳从手走至头，手之三阴从腹走至手。足之三阳从头下走至足，足之三阴从足上走入腹。此举经脉之度数，故皆自手足言。人两足跷脉，指阴跷也。阴跷脉起于跟中，自然骨之后，上内踝之上，直上循阴股入阴，循腹上胸里，行缺盆，出人迎之前，入頄内廉，属目内眦，合太阳脉，为足少阴之别络也。足三阳之脉，从足至头，长八尺。《考工记》亦云：人身长八尺。盖以同身尺寸言之。

一阳曰予作一捷法，易记。歌曰：阳五阴三五，足八阴六五，阴跷丈五分，督任九尺匀。此是十六丈二尺，度数零。阴跷起足跟中，委曲上行，属目内眦，因从足至目，知是阴跷。盖手三阳五尺算，手三阴三尺五寸算。足三阳走八尺，足三阴走六尺五寸。阴跷两足共一丈五尺。此难越人首问脉之度数可晓以不，此即是三十七难于何发起之说。

经脉十二，络脉十五，何始何穷也？然：经脉者，行血气，通阴阳，以荣其身者也。其始从中焦，注手太阴、阳明，阳明注足阳明、太阴，太阴注手少阴、太阳，太阳注足太阳、少阴，少阴注手心主、少阳，少阳注足少阳、厥阴，厥阴复还注手太阴。别络十五，皆因其原如环无端，转相灌溉，朝于寸口、人迎，以处百病而决死生也。有图。

滑氏曰因者，随也。原者，始也。朝犹朝会之朝，以用也。因上文经脉之尺度而推言经络之行度也。直行者谓之经，旁出者谓之络。十二经有十二络，兼阳络、阴络、脾之大络，为十五络也。谢氏曰：始从中焦者，盖谓饮食入口，藏于胃，其精微之化，注手太阴、阳明，以次相传，至足厥阴，厥阴复还[①]注手太阴也。络脉十五，皆随十二经脉之所始，转相灌溉，如环之无端，朝于寸口、人迎，以之处百病而决死生也。寸口、人迎，古法以侠[②]喉两旁动脉为人迎，至晋王叔和直以左手关前一分为人迎，右手关前一分为气口，后世宗之。愚谓，昔人所以取人迎、气口者，盖人迎为足阳明胃经，受谷气而养五脏

① 还：原讹作“远”，据《难经本义》滑氏注改。
② 侠：通“夹”。

者也；气口为手太阴肺经，朝百脉而平权衡者也。

一阳曰即肺寅大卯胃辰经，脾巳心午小未中，申膀酉肾心包戌，亥三子胆丑肝通。与一难五十度复会于手太阴参看。

经云：明知终始，阴阳定矣。何谓也？然：终始者，脉之纪也。寸口、人迎，阴阳之气通于朝使，如环无端，故曰始也。终者，三阴三阳之脉绝，绝则死，死各有形，故曰终也。

滑氏曰谢氏云：《灵枢》第九篇曰：凡刺之道，毕于终始，明知终始，五脏为纪，阴阳定矣。又曰：不病者，脉口、人迎应四时也。少气者，脉口、人迎俱少而不称尺寸也。此一节，因上文寸口、人迎处百病决死生而推言之，谓欲晓知终始，于阴阳为能定之。盖以阳经取决于人迎，阴经取决于气口也。朝使者，朝谓气血如水潮，应时而灌溉。使谓阴阳相为用也，始如生物之始，终如生物之穷。欲知死生，脉以候之。阴阳之气通于朝使，如环无端则不病。一或不相朝使则病矣，况三阴三阳之脉绝乎？绝必死矣。其死之形状，具于下篇，尤宜参看。

一阳曰始是内候，上一难至此详。终是外候，下文详。一难曰：此五脏六腑之所终始，正此终始也。越人到此方细细的说出来。

二十四难曰：手足三阴三阳气已绝，何以为候？可知其吉凶不？然：足少阴气绝，则骨枯。少阴者，冬脉也，伏行而温于骨髓，故骨髓不温，则肉不着骨；骨肉不相亲，则肉濡而却；肉濡而却，故齿长而枯，发无润泽；无润泽者，骨先死。戊日笃，己日死。

滑氏曰此下六节，与《灵枢》第十篇文皆大同小异。濡读为软。肾，其华在发，其充在骨。肾绝则不能充于骨、荣于发；

肉濡而却，谓骨肉不相着而肉濡缩也。戊己，土也，土胜水，故以其所胜之日笃而死矣。

一阳曰此是土克水的外候。天一生水，人之有尺，譬如树之有根，故越人先尺也。再与十四难第二节参看，彼亦是五脏外候。此与十一难参看，彼以脉而候内，此以形而候外，言脏而不言腑。盖腑病易治，而脏绝则难治，故在重的一边说。或病自外而之内，或自内而之外，未有脏剧而腑独无恙者也。越人下文只言六阳气俱绝，可见不必琐琐[①]也。

足太阴气绝，则脉不营其口唇，口唇者，肌肉之本也。脉不营，则肌肉不滑泽，肌肉不滑泽，则肉满，肉满则唇反，唇反则肉先死。甲日笃，乙日死矣。

滑氏曰脾，其华在唇四白，其充在肌。脾绝则肉满唇反也，肉满，谓肌肉不滑泽而紧急䐜膹也。

一阳曰此是木克土的外候。

足厥阴气绝则筋缩，引卵与舌卷。厥阴者，肝脉也。肝者，筋之合也。筋者，聚于阴器而络于舌本，故脉不营则筋缩急，筋缩急则引卵与舌，故舌卷卵缩。此筋先死。庚日笃，辛日死矣。

滑氏曰肝者，筋之合。其华在爪，其充在筋。筋者，聚于阴器而络于舌本，肝绝则筋缩，引卵与舌也。王充《论衡》云："甲乙病者，生死之期，常之[②]庚辛。"

一阳曰此是金克木的外候。

手太阴气绝则皮毛焦。太阴者，肺也，行气温于皮毛

① 琐琐：原假作"锁锁"，据文义改。
② 之：底本"之"字旁有小字"在"，疑为后人所添。

者也。气弗营则皮毛焦，皮毛焦则津液去，津液去则皮节伤，皮节伤则皮枯毛折。毛折者，则毛先死，丙日笃，丁日死矣。

滑氏曰肺者，气之本。其华在毛，其充在皮。肺绝，则皮毛焦而津液去，皮节伤，以诸液皆会于节也。

一阳曰此是火克金的外候。

手少阴气绝则脉不通，脉不通则血不流，血不流则色泽去，故面色黑如黧。此血先死，壬日笃，癸日死矣。

滑氏曰心之合脉也，其荣色也，其华在面，其充在血脉。心绝则脉不通，血不流，色泽去也。

一阳曰此是水克火的外候。

三阴气俱绝者，则目眩转目瞑。目瞑者，为失志。失志者，则志先死，死即目瞑也。

滑氏曰三阴通手足经而言也。《灵枢》第十篇作“五阴气俱绝”，则以手厥阴与手少阴同心经也。目眩转目瞑者，即所谓脱阴者目盲，此又其甚者也。故云目瞑者失志，而志先死也。四明陈氏曰：五脏阴气俱绝，则其志丧于内，故精气不注于目，不见人而死。

六阳气俱绝者，则阴与阳相离。阴阳相离则腠理泄，绝汗乃出，大如贯珠，转出不流，则气先死。旦占夕死，夕占旦死。

滑氏曰汗出而不流者，阳绝故也。陈氏曰：六腑阳气俱绝，则气败于外，故津液脱而死。

二十五难曰：有十二经，五脏六腑十一耳。其一经者，何等经也？然：一经者，少阴与心主别脉也。心主手[①]与三焦为表里，俱有名而无形，故言经有十二也。

滑氏曰此篇问答，谓五脏六腑配手足之阴阳，但十一经耳。其一经者，则以手少阴与心主各别为一脉。心主与三焦为表里，俱有名而无形，以此一经并五脏六腑，共十二经也。谢氏曰：《难经》言手少阴心主与三焦者，凡八篇三十一难，分豁三焦经脉所始所终。三十六难言，肾之有两，左曰肾，右曰命门，初不以左右肾分两手尺脉。三十八难言，三焦者，原气之别，主持诸气，复申言其有名无形。三十九难言，命门者，精神之所舍，男子藏精，女子系胞，其气与肾通。又云六腑正有五脏，三焦亦是一腑。八难、六十二、六十六三篇，言肾间动气者，人之生命，十二经之根本也。其名曰原，三焦则原气之别使也。通此篇参互观之，可见三焦列为六腑之义，唯其有名无形，故得与手心主合。心主为手厥阴，其经始于起胸中，终于循小指次指出其端。若手少阴则始于心中，终于循小指之内，出其端。此手少阴与心主各别为一脉也。或问：手厥阴经曰心主，又曰心包络，何也？曰：君火以名，相火以位。手厥阴代君火行事，以用而言，故曰手心主；以经而言，则曰心包络，一经而二名，实相火也。虞庶云：诸家言命门为相火，与三焦相表里，按《难经》止言手心主与三焦为表里，无命门三焦表里之说。夫左寸火，右寸金；左关木，右关土；左尺水，右尺火。职之部位，其义灼然。於乎！如虞氏此说，则手心主与三焦相为表里而摄行君火明矣。三十六难谓命门，其气与肾通，则亦不离乎肾也，

① 手：《难经本义》与《难经集注》均无。此字可移至“心主”之前，即通。

其习坎之谓欤？手心主为火之闰位，命门则水之同气欤？命门不得为相火，三焦不与命门配亦明矣。虞氏之说，良有旨哉！诸家所以纷纷不决者，盖有惑于《金匮真言》篇王注引正理论，谓三焦者，有名无形，上合手心主，下合右肾，遂有命门三焦表里之说。夫人之有脏腑，一阴一阳，自有定耦，岂有一经两配之理哉？夫所谓上合手心主者，正言其为表里。下合右肾者，则以三焦为原气之别使而言之尔。知此则知命门与肾通，三焦无两配，而诸家之言可不辨而自明矣。若夫诊脉部位，则手厥阴相火居右尺之分，而三焦同之。命门既与肾通，只当居左尺。而谢氏据《脉经》，谓手厥阴即手少阴心脉同部，三焦脉上见寸口，中见于关，下焦与肾同也。前既云“初不以左右肾分两手尺脉”矣，今如《脉经》所云，则右尺当何所候耶？

一阳曰人见越人以命门配三焦，语其遗失心包络一经，观此对言，心主别脉，何尝遗哉？

二十六难曰：经有十二，络有十五。余三络者，是何等络也？然：有阳络，有阴络，有脾之大络。阳络者，阳跷之络也。阴络者，阴跷之络也。故络有十五焉。

滑氏曰直行者谓之经，旁出者谓之络。经犹江汉之正流，络则沱潜之支派。每经皆有络，十二经有十二络。如手太阴属肺，络大肠。手阳明属大肠，络肺之类。今云络有十五者，以其有阳跷之络，阴跷之络，及脾之大络也。阳跷阴跷见二十八难。谓之络者，盖奇经既不拘于十二经，直谓之络亦可也。脾之大络，名曰大包，出渊腋三寸，布胸胁，其动应衣，宗气也。四明陈氏曰：阳跷之络，统诸阳络。阴跷之络，统诸阴络。脾之大络，又总统阴阳诸络，由脾之能溉养五脏也。

二十七难曰：脉有奇经八脉者，不拘于十二经，何也？

然：有阳维，有阴维，有阳跷，有阴跷，有冲，有督，有任，有带之脉。凡此八脉者，皆不拘于经，故曰奇经八脉也。

滑氏曰 脉有奇常，十二经者，常脉也。奇经八脉则不拘于十二经，故曰奇经。奇对正而言，犹兵家之云奇正也。虞氏曰：奇者，奇零之奇，不偶之义。谓此八脉不系正经，阴阳无表理配合，别道奇行，故曰奇经也。此八脉者，督脉督于后，任脉任于前，冲脉为诸阳之海，阴阳维则维络于身，带脉束之如带，阳跷得之太阳之别，阴跷本诸少阳之别云。

一阳曰 此是八脉之名。

经有十二，络有十五。凡二十七气，相随上下，何独不拘于经也？然：圣人图设沟渠，通利水道，以备不然。天雨降下，沟渠溢满，当此之时，雺霈妄作，圣人不能复图也。此络脉满溢，诸经不能复拘也。

滑氏曰 经络之行，有常度矣。奇经八脉则不能相从也。故以圣人图设沟渠为譬，以见络脉满溢，诸经不能复拘而为此奇经也。然则奇经，盖络脉之满溢而为之者欤？或曰：此络脉三字，越人正指奇经而言也。既不拘于经，直谓之络脉亦可也。此篇两节，举八脉之名，及所以谓奇经之义。

一阳曰 此是所以为奇经之义，图设沟渠，取譬之意也。

二十八难曰：其奇经八脉者，既不拘于十二经，皆何起何继也？然：督脉者，起于下极之俞，并于脊里，上至风府，入属于脑。任脉者，起于中极之下，以上毛际，循腹里，上关元，至喉咽。冲脉者，起于气冲，并足阳明之经，夹脐上行，至胸中而散也。带脉者，起于季胁，回身一周。阳跷脉者，起于跟中，循外踝上行，入风池。阴跷脉者，亦起于跟中，循内踝上行，至咽喉交贯冲脉。阳维阴维者，维络于身，溢蓄不能环流灌溉诸经者也。故阳维起于诸阳会也。阴维起于诸阴交也。比于圣人图设沟渠，沟渠满溢，流于深湖，故圣人不能拘通也。而人脉隆盛，入于八脉而不环周，故十二经亦[①]不能拘之。其受邪气蓄则肿热，砭射之也。

滑氏曰继，《脉经》作系。督之为言都也，为阳脉之海，所以都纲乎阳脉也。其脉起于下极之俞，由会阴历长强，循脊中行，至大椎穴，与手足三阳脉之交会，上至喑门，与阳维会，至百会与太阳交会，下至鼻柱人中，与阳明交会。任脉起于中极之下曲骨穴。任者，妊也。为人生养之本。冲脉起于气冲穴，至胸中而散，为阴脉之海，《内经》作"并足少阴之经"。按：冲脉行乎幽门、通谷而上，皆少阴也，当从《内经》。此督、任、冲三脉，皆起于会阴，盖一源而分三歧也。带脉起季胁下一寸八分，回身一周，犹束带然。阳跷脉起于足跟中申脉穴，循外踝而行。阴跷脉亦于跟中照海穴，循内踝而行。跷者，捷也。以二脉皆起于足，故取跷捷超越之义。阳维阴维，维络于身，为阴阳之纲维也。阳维所发，别于金门，以阳交为郄，与手足太阳及跷脉会于臑俞，与手足少阳会于天窗及会肩井，与足少阳会于阳白，上本神、临泣、正营、脑空，下至风池，与督脉会于风府、哑门。此阳维之起于诸阳之会也。阴维之郄曰筑宾，与足太阴会于腹哀、大横，又与足太阴、厥阴会于府舍、期门，又与任脉会于天突、廉泉。此阴维起于诸阴之交也。"溢蓄不能环流灌溉诸经者也"十二字当在"十二经亦不能拘之"之下，则于此无所间，而于彼得相从矣。"其受邪气蓄"云云

① 亦：原脱，据《难经本义》《难经集注》补入。

十二字，谢氏则以为于本文上下当有缺文。然《脉经》无此，疑衍文也。或云当在三十七难“关格不得尽其命而死矣”之下，因邪在六腑而言也。

一阳曰督、任便是阴阳。伯仁作《十四经发挥》，于此最详切。

二十九难曰：奇经之为病何如？然：阳维维于阳，阴维维于阴。阴阳不能自相维，则怅然失志，溶溶不能自收持。阳维为病，苦寒热。阴维为病，苦心痛。阴跷为病，阳缓而阴急。阳跷为病，阴缓而阳急。冲之为病，逆气而里急。督之为病，脊强而厥。任之为病，其内苦结，男子为七疝，女子为瘕聚。带之为病，腹满，腰溶溶若坐水中。此奇经八脉之为病也。阳维为病云云十四字，说见缺误总类。

滑氏曰此言奇经之病也。阴不能维于阴，则怅然失志。阳不能维于阳，则溶溶不能自收持。阳维行诸阳而主卫。卫为气，气居表，故苦寒热。阴维行诸阴而主荣，荣为血，血属心，故苦心痛。两跷脉病，在阳则阳结急，在阴则阴结急。受病者急，不病者自和缓也。冲脉从关元至咽喉，故逆气里急。督脉行背，故脊强而厥。任脉起胞门，行腹，故病苦内结，男为七疝，女为瘕聚也。带脉回身一周，故病状如是。溶溶，无力貌。此各以其经脉所过而言之。自二十七难至此，义实相因，最宜通玩。

一阳曰二十二难至二十九难，论经络流注始终、长短度数、奇经之行及病之吉凶也。其间有言脉者，非尺寸之脉，乃经隧之脉也。

三十难曰：荣气之行，常与卫气相随不？然：经言人受气于谷，谷入于胃，乃传于五脏六腑，五脏六腑皆受于气。其清者为荣，浊者为卫。荣行脉中，卫行脉外。营周不息，五十而复大会。阴阳相贯，如环之无端。故知荣卫相随[1]也。有图。

滑氏曰此篇与《灵枢》十八篇岐伯之言同，但“谷入于胃，乃传与五脏六腑，五脏六腑皆受于气”，《灵枢》作“谷入于胃，以传与肺，五脏六腑皆以受气”，为少殊尔。“皆受于气”之气，指水谷之气而言。五十而复大会说见一难中。四明陈氏曰：荣，阴也。其行本迟。卫，阳也。其行本速。然而清者滑利，浊者剽悍，皆非濡滞之体，故凡卫行于外，荣即从行于中，是知其行常得相随，共周其度。滹南王氏曰：清者体之上也，阳也，火也。离中之一阴降，故午后一阴生，即心之生血也，故曰清气为荣。天之清不降，天之浊能降，为六阴驱而使之下也。云清气者，总离之体言之。浊者，体之下也，阴也，水也。坎中之一阳升，故子后一阳生，即肾之生气也，故曰浊气为卫。地之浊不升，地之清能升，为六阳举而使之上也。云浊气者，总坎之体言之。经云：地气上为云，天气下为雨。雨出地气，云出天气。此之谓也。愚谓，以用而言，则清气为荣者，浊中之清者也。浊气为卫者，清中之浊者也。以体而言，则清之用不离乎浊之体，浊之用不离乎清之体，故谓清气为荣、浊气为卫亦可也，谓荣浊卫清亦可也。纪氏亦云：《素问》曰荣者水谷之精气，则清；卫者水谷之悍气，则浊。精气入于脉中则浊，悍气行于脉外则清。或问，三十二难云血为荣、气为卫，此则荣卫皆以气言者何也？曰：经云荣者水谷之精气，卫者水谷之悍气，又云清气为荣、浊气为卫，盖统而言之，则荣卫皆水谷之气所为，故悉以气言可也。析而言之，则荣为血，而卫为气，固自有分矣。是故荣行脉中，

---

① 相随：原脱，据《难经本义》《难经集注》补入。

卫行脉外，犹水泽之于川浍，风云之于太虚也。

一阳曰荣卫是阴阳。胃是个死字，气是个活字。三十难至四十三难言荣卫三焦脏腑肠胃之详。又云：川浍、太虚，先天脉之体也；水泽、风云，后天谷气之用也。先天后天，互相依附也。

《难经本义》补遗卷下

三十一难曰：三焦者，何禀、何生、何始、何终？其治常在何许，可晓以不？然：三焦者，水谷之道路，气之所终始也。上焦者，在心下，下膈，在胃上口，主纳而不出。其治在膻中玉堂下一寸六分，直两乳间陷者是。中焦者，在胃中脘，不上不下，主腐熟水谷。其治在脐旁。下焦者，当膀胱上口，主分别清浊，主出而不纳，以传道也。其治在脐下一寸。故名曰三焦，其府在气街一本作冲。

滑氏曰人身之腑脏，有形、有状、有禀、有生。如肝禀气于木、生于水，心禀气于火、生于木之类，莫不皆然，唯三焦既无形状，而所禀所生则元气与胃气而已。故云“水谷之道路，气之所终始”也。上焦其治在膻中，中焦其治在脐旁天枢穴，下焦治在一寸阴交穴。治，犹司也，犹郡县治之治，谓三焦处所也。或云，治作平声读，谓[1]三焦有病，当各治其处，盖刺法也。三焦，相火也，火能腐熟万物。焦从火，亦腐物之气，命名取义，或有在于此欤？《灵枢》第十八篇曰：上焦出于胃上口，并咽以上，贯膈而布胸中，走腋，循太阴之分而行，还至阳明，上至舌下。足阳明常与营卫俱行于阳二十五度，行于阴亦二十五度，一周也。故五十度而复大会于手太阴矣。中焦亦傍胃口，出上焦之后。此所受气者，泌糟粕，蒸津液，化其精微，上注于肺脉，乃化而为血，以养生身，莫贵于此，故独得行于经隧，命曰营气。下焦者，别回肠，注于膀胱而渗入

① 读谓：底本作“谓读”，据《难经本义》乙转。

焉。故水谷者，常并居于胃中，成糟粕而俱下于大小肠而成下焦。渗而俱下，济泌别汁，循下焦而渗入膀胱焉。谢氏曰：详《灵枢》本文，则三焦有名无形，尤可见矣。古益袁氏曰：所谓三焦者，于膈膜脂膏之内、五脏五腑之隙、水谷流化之关。其气融会于其间，熏蒸膈膜，发达皮肤分肉，运行四旁，曰上中下，各随所属部分而名之，实元气之别使也。是故，虽无其形，倚内外之形而得名，虽无其实，合内外之实而为位者也。愚按："其府在气街"一句，疑有错简，或衍。三焦自属诸腑，其经为手少阳与手心主配，且各有治所，不应又有府也。

一阳曰上中下就是阴阳。治是贵治之治，是三焦钤束的地方。膀胱上口，上口非上有口，即是上头地位，不可以辞害意。

三十二难曰：五脏俱等，而心肺独在膈上者何也？然：心者，血。肺者，气。血为荣，气为卫，相随上下，谓之荣卫，通行经络，营周于外，故令心[①]肺在膈上也。

滑氏曰心荣肺卫，通行经络，营周于外，犹天道之运于上也。膈者，隔也。凡人心下有膈膜，与脊胁周回相着，所以遮隔浊气，不使上熏于心肺也。四明陈氏曰：此特言其位之高下耳。若以五脏德化论之，则尤有说焉。心肺既能以血气生育人身，则此身之父母也。以父母之尊，亦自然居于上矣。《内经》曰：膈肓[②]之上，中有父母。此之谓也。

一阳曰心肺就是阴阳。此外字，非内外之外，乃周身经络之钤束也。此以上下言，三十五难以远近言。

三十三难曰：肝青象木，肺白象金。肝得水而沉，木得

---

① 心：原脱，据《难经本义》《难经集注》补入。

② 肓：原形误为"盲"，据《难经本义》滑氏注文改。

水而浮。肺得水而浮，金得水而沉，其意何也？然：肝者，非为纯木也。乙角也，庚之柔。一句大言阴与阳，小言夫与妇。释其微阳而吸其微阴之气，其意乐金。又行阴道多，故令肝得水而沉也。肺者，非为纯金也。辛商也，丙之柔。一句大言阴与阳，小言夫与妇，释其微阴，婚而就火，其意乐火。又行阳道多，故令肺得水而浮也。肺熟而复沉，肝熟而复浮者何也？故知辛当归庚，乙当归甲也。有图。

滑氏曰四明陈氏云：肝属甲乙木，应角音而重浊。析而言之，则甲为木之阳，乙为木之阴，合而言之，则皆阳也。以其属少阳而位于人身之阴分，故为阴中之阳。夫阳者，必合阴。甲乙之阴阳，本自为配合，而乙与庚通，刚柔之道，乙乃合甲之微阳而反乐金，故吸受庚金微阴之气，为之夫妇。木之性本浮，以其受金之气而居阴道，故得水而沉也。及熟之，则所受金之气去，乙复归之甲，而木之本体，自然还浮也。肺属庚辛金，应商音而轻清。析而言之，则庚为金之阳，辛为金之阴。合而言之，则皆阴也。以其属太阴，而位于人身之阳分，故为阳中之阴。夫阴者，必合阳。庚辛之阴阳，本自为配合，而辛与丙通，刚柔之道，辛乃合庚之微阴，而反乐夫火，故就丙火之阳为之夫妇。金之性本沉，以其受火之气炎上而居阳道，故得水而浮也。及熟之，则所受火之气，乃去辛复归之庚，而金之本体自然还沉也。古益袁氏曰：肝为阴木，乙也。肺为阴金，辛也。角商各其音也。乙与庚合，丙与辛合，犹夫妇也。故皆暂舍其本性，而随夫之气习，以见阴阳相感之义焉。况肝位膈下，肺居膈上。上阳下阴，所行之道，性随而分，故木浮而反肖金之沉，金沉而反肖火之上行而浮也。凡物极则反，及其经制化变革，则归根复命焉。是以肝肺熟而各肖其木金之本性矣。

纪氏曰：肝为阴中之阳，阴性尚多，不随于木，故得水而沉也。肺为阳中之阴，阳性尚多，不随于金，故得水而浮也。此乃言其大者耳。若言其小，则乙庚丙辛，夫妇之道也。及其熟而沉浮反者，各归所属，见其本性故也。周氏曰：肝蓄血，血阴也。多血少气，体凝中窒，虽有脉络内经，非玲珑空虚之比，故得水而沉也。及其熟也，濡而润者转为干燥，凝而窒者变为通虚，宜其浮也。肺主气，气阳也。多气少血，体四垂而轻泛，孔窍玲珑，脉络旁达，故得水而浮也。熟则体皆揪敛，孔窍窒实，轻舒者变而紧缩，宜其沉也。斯物理之当然，与五行造化默相符合耳。谢氏曰：此因物之性而推其理也。愚谓，肝为阳，阴中之阳也。阴性尚多，故曰微阳。其居在下，行阴道也。肺为阴，阳中之阴也。阳性尚多，故曰微阴。其居在上，行阳道也。熟则无所乐而反其本矣，何也？物熟而相交之气散也。

一阳曰金木就是阴阳。造化妙于肝肺，隐而不可知，机缄露于浮沉，显而神可见，噫！天地万物纤芥，无非造化神于其间，即此二物，不类推乎。分而言之，一脏又各具一太极也。

三十四难曰：五脏各有声色臭味，皆可晓知以不？然：《十变》言，肝色青，其臭臊[1]，其味酸，其声呼，其液泣。心色赤，其臭焦，其味苦，其声言，其液汗。脾色黄，其臭香，其味甘，其声歌，其液涎。肺色白，其臭腥，其味辛，其声哭，其液涕。肾色黑，其臭腐，其味咸，其声呻，其液唾。是五脏声色臭味也。有图。

滑氏曰此五脏之用也。“声色臭味”下欠“液”字。肝色青，臭臊，木化也。呼，出木也。味酸，曲直作酸也。液泣，

① 臊：原讹为“燥”，据《难经本义》《难经集注》改。

通乎目也。心色赤，臭焦，火化也。言，扬火也。味苦，炎上作苦也。液汗，心主血，汗为血之属也。脾色黄，臭香，土化也。歌，缓土也。一云：脾神好乐，故其声主歌。味甘，稼穑作甘也。液涎[①]，通乎口也。肺色白，臭腥，金化也。哭，惨金也。味辛，从革作辛也。液涕，通乎鼻也。肾色黑，臭腐，水化也。呻，吟诵也，象水之声。味咸，润下作咸也。液唾水之属也。四明陈氏曰：肾位远，非伸之则气不得及于息，故声之呻者，自肾出也。然肺主声，肝主色，心主臭，脾主味，肾主液。五脏错综，互相有之，故云十变也。五五二十五变。

一阳曰声、色、臭、味，各各有阴阳。望、闻、问、切，到此备矣。大哉，医圣之格言乎！以一身论之，五脏为一身之太极，又折而远近也。又云：一脏又具木、火、土、金、水五行。

五脏有七神，各何所藏耶？然：脏者，人之神气所舍藏也。故肝藏魂，肺藏魄，心藏神，脾藏意与智，肾藏精与志也。

滑氏曰脏者，藏也。人之神气藏于内焉。魂者，神明之辅弼也。随神往来，谓之魂。魄者，精[②]气之匡佐也。并精而出入[③]者，谓之魄。神者，精气之化成也。两精相薄，谓之神。脾主思，故藏意与智。肾者，作强之官，伎巧出焉，故藏精与志也。此因五脏之用而言五脏之神，是故五用著于外，七神蕴于内也。

一阳曰修养调摄关捷下手处，不外乎此。

---

① 涎：原讹为“液”，据《难经本义》滑氏注文改。

② 精：原误作“积”，据《难经本义》滑氏注文改。

③ 入：原脱，据《难经本义》滑氏注文补入。

三十五难曰：五脏各有所句腑，皆相近，而心肺独去大肠、小肠远者何也？然：经言心荣肺卫，通行阳气，故居在上；大肠、小肠传阴气而下，故居在下。所以相去而远也。

滑氏曰心荣肺卫，行阳气而居上，大肠、小肠传阴气而居下，不得不相远也。

一阳曰前三十二难意言上下，此言脏腑相去不远，而心肺之腑脏何远也？此近远就是上下，即所司形上一边说，甚易知易见。

又诸腑者，皆阳也，清净之处，今大肠、小肠、胃与膀胱皆受不净，其意何也？

滑氏曰又问诸腑既皆阳也，则当为清净之处，何故大肠、小肠、胃与膀胱皆受不净耶？

然：诸腑者，谓是非也。经言：小肠者，受盛之腑也。大肠者，传泻行道之腑也。胆者，清净之腑也。胃者，水谷之腑也。膀胱者，津液之腑也。一腑犹无两名，故知非也。小肠者，心之腑。大肠者，肺之腑。胆者，肝之腑。胃者，脾之腑。膀胱者，肾之腑。

滑氏曰谓诸腑为清净之处者，其说非也。今大肠、小肠、胃与膀胱各有受任，则非阳之清净矣。各为五脏之腑，固不得而两名也。盖诸腑体为阳，而用则阴，经所谓浊阴归六腑是也。云：诸腑皆阳，清净之处，唯胆足以当之。

一阳曰“是”字指“皆清净”三字。又云：若如此说非也。五腑五脏对说。

小肠谓赤肠，大肠谓白肠。胆者，谓青肠。胃者，谓黄肠。膀胱者，谓黑肠，下焦之所治也。

滑氏曰此以五脏之色分别五腑，而皆以肠名之也。“下焦所治”一句，属膀胱，谓膀胱当下焦所治，主分别清浊也。

一阳曰越人到此，又分别出火、金、木、土、水来。

三十六难曰：脏各有一耳，肾独有两者，何也？然：肾两者，非皆肾也。其左者为肾，右者为命门。命门者，诸神精之所舍，原气之所系也。男子以藏精，女子以系胞，故知肾有二也。

滑氏曰肾之有两者，以左者为肾，右者为命门也。男子于此而藏精，受五脏六腑之精而藏之也。女子于此而系胞，是得精而能施化，胞则受胎之所也。原气谓脐下肾间动气，人之生命，十二经之根本也。此篇言，非皆肾也。三十九难亦言左为肾，右为命门，而又云其气与肾通，是肾之两者，其实则一尔。故《项氏家说》引沙随程可久曰：北方常配二物，故惟坎加习，于物为龟为蛇，于方为朔为北，于大玄为罔为冥。《难经》曰：脏有一而肾独两，此之谓也。此通[①]三十八难、三十九难诸篇，前后参考，其义乃尽。

三十七难曰：五脏之气于何发起？通于何许？可晓以不？然：五脏者，当上关于九窍也。故肺气通于鼻，鼻和则知香臭矣。肝气通于目，目和则知黑白矣。脾气通于口，口和则知谷味矣。心气通于舌，舌和则知五味矣。肾气通于耳，耳和则知音矣。

滑氏曰谢氏云：本篇问五脏之气于何发起、通于何许，答文止言五脏通九窍之义，而不及五脏之发起，恐有缺文。愚按：五脏发起，当如二十三难流注之说，上关九窍，《灵枢》作七窍者是，下同。

① 通：原误作“之”，据《难经本义》滑氏注文改。

一阳曰此下只说通，遗失于何发起的答辞。

五脏不和则九窍不通，六腑不和则留结为痈。

滑氏曰此二句结上起下之辞。五脏阴也，阴不和则病于内。六腑阳也，阳不和则病于外。

邪在六腑，则阳脉不和。阳脉不和，则气留之。气留之，则阳脉盛矣。邪在五脏，则阴脉不和。阴脉不和，则血留之。血留之，则阴脉盛矣。阴气太盛，则阳气不得相营也，故曰格。阳气太盛，则阴气不得相营也，故曰关。阴阳俱盛不得相营也，故曰关格。关格者，不得尽其命而死矣。

滑氏曰此与《灵枢》第十七篇文大同小异。或云：二十八难“其受邪气蓄则肿热砭射之也”十二字，当为此章之结语。盖阴阳之气太盛而至于关格者，必死。若但受邪气蓄，则宜砭射之。其者，指物之辞，因上文六腑不和及邪在六腑而言之也。

一阳曰此一节，越人述《灵枢·脉度》第十七篇，全文可与前三难、二十二难参看。

经言气独行于五脏，不营于六腑者，何也？然：夫气之所行也，如水之流不得息也。故阴脉营于五脏，阳脉营于六腑，如环无端，莫知其纪，终而复始。其不覆溢，人气内温于脏腑，外濡于腠理。

滑氏曰此因上章营字之意而推及之也。亦与《灵枢》十七篇文大同小异。所谓气独行于五脏，不营于六腑者，非不营于六腑也，谓在阴经则营于五脏，在阳经则营于六腑。脉气周流如环无端，则无关格覆溢之患。而人之气，内得以温于脏腑，外得以濡于腠理矣。四明陈氏曰：腑有邪则阳脉盛，脏有邪则阴脉盛。阴脉盛者，阴气关于下；阳脉盛者，阳气格于上，然而未至于死。阴阳俱盛，则既关且格。格则吐而食不下，关则二阴闭不得大小便而死矣。脏腑气和而相营，阴不覆，阳不溢，又何关格之有？

一阳曰独字训作疑而未决之辞，似说是独行于五脏。《甲乙经》有“如川之流”，《灵枢经》还有“如日月之行不休”一句。

三十八难曰：脏惟有五，腑独有六者，何也？然：所以腑有六者，谓三焦也。有原气之别焉，主持诸气，有名而无形。其经属手少阳。此外腑也，故言腑有六焉。

滑氏曰三焦主持诸气，为原气别使者，以原气赖其导引，潜行默运于一身之中，无或间断也。外腑指其经为手少阳而言，盖三焦外有经而内无形，故云。详见六十六难。

一阳曰三十八难、三十九难总以三焦与命门反复言其无形，原气之别，与六十二难、六十六难参看。原字与八难原字同。

三十九难曰：经言腑有五、脏有六者何也？然：六腑者，正有五腑也。五脏亦有六脏者，谓肾有两脏也。其左为肾，右为命门。命门者，精神之所舍也。男子以藏精，女子以系胞，其气与肾通，故言脏有六也。腑有五者，何也？然：五脏各一腑，三焦亦是一腑，然不属于五脏，故言腑有五焉。

滑氏曰前篇言脏有五、腑有六，此言腑有五、脏有六者，以肾之有两也。肾之两，虽有左右命门之分，其气相通，实皆肾而已。腑有五者，以三焦配合手心主也。合诸篇而观之，谓五脏六腑可也，五脏五腑亦可也，六脏六腑亦可也。

一阳曰与前三十六难参看。

四十难曰：经言肝主色，心主臭，脾主味，肺主声，肾主液。鼻者肺之候，而反知香臭。耳者肾之候，而反闻声。其意何也？然：肺者，西方金也。金生于巳。巳者，南方火。火者心，心主臭，故令鼻知香臭。肾者，北方水也。水生于申。申者，西方金。金者肺，肺主声，故令耳闻声。

滑氏曰四明陈氏云：臭者心所主，鼻者肺之窍。心之脉上肺，故令鼻能知香臭。耳者，肾之窍。声者，肺所主。肾之脉上肺，故令耳能闻声也。愚按：越人此说，盖以五行相生之理而言，且见其相因而为用也。

一阳曰甲木生亥，乙木生午，庚金生巳，辛金生子，壬水生申，癸水生卯，丙戊生寅，丁己生酉。肺开窍于鼻，属金。心主臭，属火。鼻之所以闻臭者，夫妇之相感也。肾开窍于耳，属水。肺主声，属金。耳之所以闻声者，子母之相通也。

四十一难曰：肝独有两叶，以何应也？然：肝者，东方木也。木者，春也。万物始生，其尚幼小，意无所亲，去太阴尚近，离太阳不远，犹有两心，故有两叶，亦应木叶也。

滑氏曰四明陈氏云：五脏之相生，母子之道也。故肾为肝之母，属阴中之太阴。心为肝之子，属阳中之太阳。肝之位，切近乎肾，亦不远乎心也。愚谓，肝有两叶，应东方之木。木者，春也。万物始生，草木甲折，两叶之义也。越人偶有见于此而立为论说，不必然，不必不然也。其曰太阴太阳，固不必指脏气及月令而言，但隆冬为阴之极，首夏为阳之盛，谓之太阴太阳，无不可也。凡读书要须融活，不可滞泥，先儒所谓以意逆志，是谓得之信矣。后篇谓肝左三叶、右四叶，此云两叶，总其大者尔。

一阳曰肝属木，故象木。木之初生，多两歧，故两叶也。人眼胞属太阴，故云近。睛明穴属太阳，故云不远，甚捷。犹有两心，因水火不相得而肝欲水，以为母向水一边是顺，在克火的贼邪了，又要生子，火是木之子，母无不爱子，既爱子不消爱水矣，所以谓之有两心。

四十二难曰：人肠胃长短，受水谷多少，各几何？然：胃大一尺五寸，径五寸，长二尺六寸，横屈受水谷三斗五升。其中常留句谷二斗，水一斗五升。小肠大二寸半，径八分，分之少半，长三丈二尺，受谷二斗四升，水六升三合，合之太半。回肠大四寸，径一寸半，长二丈一尺，受谷一斗，水七升半。广肠大八寸，径二寸半，长二尺八寸，受谷九升三合八分，合之一。故肠胃凡长五丈八尺四寸，合受水谷八斗七升六合八分，合之一。此肠胃长短，受水谷之数也。

滑氏曰 回肠即大肠、广肠、肛门之总称。

一阳曰 大即圆数径数，以三分之一折量。其多寡在分之少半，即零法，不必拘拘额定也。夫数有零，才吻合生生不息之妙，若额设是多少无零，则失人之大小肥瘦不齐矣。物之不齐，物之情，焉可一定哉！今算总共九斗二升一合有零，除八斗七升六合，内少四升五合有零，除一日再至圊之数，抑元气磅礴也销铄了些？

肝重四斤四两，左三叶，右四叶，凡七叶，主藏魂。心重十二两，中有七孔三毛，盛精汁三合，主藏神。脾重二斤三两，扁广三寸，长五寸，有散膏半斤，主裹血，温五脏，主藏意。肺重三斤三两，六叶两耳，凡八叶，主藏魄。肾有两枚，重一斤一两，主藏志。胆在肝之短叶间，重三两三铢，盛精汁三合。胃重二斤十四[①]两，纡曲屈伸，长二尺六寸，大一尺五寸，径五寸，盛谷二斗，水一斗五升。小肠

① 十四：《难经本义》作"一"，《难经集注》作"二"。

重二斤十四两，长三丈二尺，广二寸半，径八分，分之少半，左回叠积十六曲，盛谷二斗四升，水六升三合，合之大半。大肠重二斤十二两，长二丈一尺，广四寸，径一寸，当脐右，回叠积十六曲，盛谷一斗、水七升半。膀胱重九两二铢，纵广九寸，盛溺九升九合。口广二寸半，唇至齿长九分，齿以后至会厌深三寸半，大容五合。舌重十两，长七寸，广二寸半。咽门重十两[1]，广二寸半，至胃长一尺六寸。喉咙重十二两，广二寸，长一尺二寸，九节。肛门重十二两，大八寸，径二寸大半，长二尺八寸，受谷九升三合八分，合之一。

滑氏曰此篇之义，《灵枢》三十一、三十二篇皆有之，越人并为一篇，而后段增入五脏轻重所盛所藏，虽觉前后重复，不害其为叮咛也。但其间受盛之数各不相同，然非大义之所关，姑阙之，以俟知者。

四十三难曰：人不食饮，七日而死者，何也？然：人胃中当有留谷二斗、水一斗五升，故平人日再至圊，一行二升半，日中五升，七日五七三斗五升，而水谷尽矣。故平人不食饮七日而死者，水谷津液俱尽即死矣。

滑氏曰此篇与《灵枢》三十二篇文大同小异。平人胃满则肠虚，肠满则胃虚，更虚更满，故气得上下，五脏安定，血脉和利，精神乃居，故神者水谷之精气也。平人不食饮，七日而死者，水谷津液皆尽也。故曰：水去则荣散，谷消则卫亡。荣散胃亡，神无所依，此之谓也。

一阳曰三十难至四十三难，言荣卫、三焦、脏腑、肠胃之

---

① 十两：《难经本义》作“十二两”。

详。人以食饮为天，所谓阳者，胃脘之阳也。阳生阴长，理之必然，人之所主生者，元气、卫气、谷气相为依附，配三才，互为其根，并行而不悖也。今谷气已无，则元气、卫气无依，呼吸赖何出入？消至七日，元气尽矣，此越人说平人不食言。如病人有二旬余日不食而能生者，真气未损，血气痰壅窒所养也，又不在此例。拘拘者，不可与言至巧矣。

四十四难曰：七冲门何在？然：唇为飞门，齿为户门，会厌为吸门，胃为贲门，太仓下口为幽门，大肠小肠会为阑门，下极为魄门，故曰七冲门也。

滑氏曰冲，冲要之冲。会厌，谓咽嗌。会，合也；厌，犹掩也。谓当咽物时，合掩喉咙，不使食物误入，以阻其气之嘘吸出入也。贲与奔，同言物之所奔向也。太仓下口，胃之下口也，在脐上二寸，下脘之分。大肠小肠会在脐上一寸水分穴。下极，肛门也，云魄门，亦取幽阴之义。

一阳曰四十四、五难言七冲门，乃人身资身之用。肺与大肠为表里，肺藏魄，故下极为魄门，以应脏腑之始终也。

四十五难曰：经言八会者何也？然：腑会太仓，脏会季胁，筋会阳陵泉，髓会绝骨，血会膈俞，骨会大杼，脉会太渊，气会三焦，外一筋直两乳内也。热病在内者，取其会之气穴也。

滑氏曰太仓一名中脘，在脐上四寸。六腑取禀于胃，故为腑会。季胁，章门穴也。在大横外，直脐季肋端，为脾之募。五脏取禀于脾，故为脏会。足少阳之筋[①]结于膝外廉，阳陵泉

① 筋：《难经本义》滑氏注作“经”。

也。在膝下一寸外廉陷中。又胆与肝为[①]配，肝者筋之合，故为筋会。绝骨一名阳辅，在足外踝上四寸，辅骨前绝骨端，如前三分。诸髓皆属于骨，故为髓会。膈俞在背第七椎下，去脊两旁各一寸半，足太阳脉气所发也。太阳多血，又血乃水之象，故为血会。大杼在项后第一椎下，去脊两旁各一寸半，太渊在掌后陷中动脉，即所谓寸口者，脉之大会也。气会三焦，外一筋直两乳内，即膻中，为气海者也。在玉堂下一寸六分。热病在内者，各视其所属而取之会也。谢氏曰：三焦当作上焦。四明陈氏曰：髓会绝骨。髓属于肾，肾主骨，于足少阳无所关。脑为髓海，脑有枕骨穴，则当会枕骨，绝骨误也。血会膈俞。血者心所统，肝所藏。膈俞在七椎下两旁，上则心俞，下则肝俞，故为血会。骨会大杼。骨者髓所养，髓自脑下注于大杼，大杼渗入脊心，下贯尾闾，渗诸骨节，故骨之气皆会于此，亦通。古益袁氏曰：人能健步，以髓会绝骨也。肩能任重，以骨会大杼也。

一阳曰腑脏是阴阳，八会为热病在内之气穴也。绝骨俟详。古益袁氏曰：人能健步，以髓会绝骨，则绝骨在足明矣。谢氏以脑为髓海，髓会枕骨，亦通。

四十六难曰：老人卧而不寐，少壮寐而不寤者，何也？然：经言少壮者，血气盛，肌肉滑，气道通，荣卫之行不失于常，故昼日精，夜不寤也。老人血气衰，肌肉不滑，荣卫之道涩，故昼日不能精，夜不得寐也。故知老人不得寐也。

滑氏曰老人之寤而不寐，少壮之寐而不寤，系乎荣卫血气之有余不足也。与《灵枢》十八篇同。

---

① 为：原作“同”，据《难经本义》滑氏注改。

一阳曰四十六、七难，越人述《灵枢·营卫生会》十八篇文，言老幼寤寐，以见气血之盛衰。

四十七难曰：人面独能耐寒者何也？然：人头者，诸阳之会也。诸阴脉皆至颈胸中而还，独诸阳脉皆上至头耳，故令面耐寒也。

滑氏曰《灵枢》第四篇曰：首面与身，形也。属骨连筋，同血合于气耳。天寒则裂地凌冰，其卒寒或手足懈惰，然而其面不衣，何也？岐伯曰：十二经脉，三百六十五络，其血气皆上于面而走空窍，其精阳气上走于目而为睛，其[①]别气走于耳而为听，其宗气上出于鼻而为臭，其浊气出于胃走唇口而为味。其气之津液皆上熏于面，而皮又厚，其肉坚，故大热[②]甚寒不能胜之也。愚按：手之三阳，从手上走至头；足之三阳，从头下走至足；手之三阴，从腹走至手；足之三阴，从足走入腹。此所以诸阴脉皆至颈胸中而还，独诸阳脉皆上至头耳也。

一阳曰人面耐寒，以见阴阳之走会。

四十八难曰：人有三虚三实，何谓也？然：有脉之虚实，有病之虚实，有诊之虚实也。脉之虚实者，濡者为虚，坚牢者为实。病之虚实者，出者为虚，入者为实；言者为虚，不言者为实；缓者为虚，急者为实。诊之虚实者，濡者为虚，牢者为实；痒者为虚，痛者为实。外痛内快为外实内虚，内痛外快为内实外虚，故曰虚实也。

滑氏曰濡者为虚，牢[③]者为实，此脉之虚实也。出者为虚，是五脏自病，由内而之外，东垣家所谓内伤是也。入者为实，

---

① 其：原作“则”，据《灵枢·邪气脏腑病形》改。

② 大热：《灵枢·邪气脏腑病形》作“天气”，当从。

③ 牢：《难经本义》此前有“紧”字。

是五邪所伤，由外而之内，东垣家所谓外伤是也。言者为虚，以五脏自病，不由外邪，故惺惺而不妨于言也。不言者为实，以人之邪气内郁，故昏乱而不言也。缓者为虚，缓不急也，言内之出者，徐徐而迟，非一朝一夕之病也。急者为实，言外邪所中风寒湿热等病，死生在五六日之间也。此病之虚实也。诊，按也，候也，按其外而知之，非诊脉之诊也。濡者为虚，牢者为实，《脉经》无此二句，谢氏以为衍文，杨氏谓按之皮肉柔濡者为虚，牢强者为实，然则有亦无害。夫按病者之处，所知痛者为实，则知不痛而痒者非实矣。又知外痛内快，为邪盛之在外；内痛外快，为邪盛之在内矣。大抵邪气盛则实，精气夺则虚，此诊之虚实也。

一阳曰 滑氏谓四十八难至六十一难言诊候病能、脏腑积聚、泄利、伤寒杂病之别，而继之望、闻、问、切，医之能事毕矣。

四十九难曰：有正经自病，有五邪所伤，何以别之？然：忧愁思虑则伤心，形寒饮冷则伤肺，恚怒气逆上而不下则伤肝，饮食劳倦则伤脾，久坐湿地、强力入水则伤肾，是正经之自病也。

滑氏曰 心主思虑，君主之官也，故忧愁思虑则伤心。肺主皮毛而在上，是为嫩脏，故形寒饮冷则伤肺。肝主怒，怒则伤肝。脾主饮食及四肢，故饮食劳倦则伤脾。肾主骨而属水，故用力作强、坐湿、入水则伤肾。凡此盖忧思恚怒饮食动作之过而致然也。夫忧思恚怒饮食动作，人之所不能无者，发而中节，乌能为害？过则伤人必矣。故善养生者，去泰去甚，适其中而已。昧者拘焉，乃欲一切拒绝之，岂理也哉！此与《灵枢》第四篇文大同小异，但伤脾一节作“若醉入房，汗出当风则伤脾”不同尔。谢氏曰：饮食劳倦，自是二事。饮食得者，饥饱失时。

劳倦者，劳形力而致倦怠也。此本经自病者，病由内作，非外邪之干，所谓内伤者也。或曰：坐湿入水，亦从外得之也，何为正经自病？曰：此非天之六淫也。

何谓五邪？然：有中风，有伤暑，有饮食劳倦，有伤寒，有中湿，此之谓五邪。

滑氏曰风，木也，喜伤肝。暑，火也，喜伤心。土爰稼穑，脾主四肢，故饮食劳倦喜伤脾。寒，金气也，喜伤肺。《左氏传》狐突云：金，寒是也；湿，水也，喜伤肾，雾雨蒸气之类也。此五者，邪由外至，所谓外伤者也。谢氏曰：脾胃正经之病，得之劳倦五邪之伤，得之饮食。

一阳曰燥气伤人者少，盖火就燥，燥属于暑火，而不言燥也。饮食本非外邪，但夹热温凉之性而入，亦与邪同，不必专主于天之六淫言也。

假令心病，何以知中风得之？然：其色当赤。何以言之？肝主色，自入为青，入心为赤，入脾为黄，入肺为白，入肾为黑。肝为心邪，故知当赤色。其病身热，胁下满痛。其脉浮大而弦。

滑氏曰此以心经一部，设假令而发其例也。肝主色，肝为心邪，故色赤，身热。脉浮大，心也；胁痛，脉弦，肝也。

一阳曰只在心上说，此是五邪中的虚邪。

何以知伤暑得之？然：当恶臭。何以言之？心主臭，自入为焦臭，入脾为香臭，入肝为臊臭，入肾为腐臭，入肺为腥臭，故知心病伤暑得之，当恶臭。其病身热而烦，心痛，其脉浮大而散。

滑氏曰心主臭，心伤暑而自病，故恶臭，而证状脉诊皆属乎心也。

一阳曰在心上说，此是五邪中正邪。

何以知饮食劳倦得之？然；当喜苦味也。虚为不欲食，实为欲食，何以言之？脾主味，入肝为酸，入心为苦，入肺为辛，入肾为咸，自入为甘。故知[1]脾邪入心，为喜苦味也。其病身热而体重，嗜卧，四肢不收，其脉浮大而缓。

滑氏曰脾主味，脾为心邪，故喜苦味。身热，脉浮大，心也。体重嗜卧，四肢不收，脉缓，脾也。虚为不欲食，实为欲食二句，于上下文无所发，疑错简衍文也。

一阳曰在心上说，此是五邪中实邪，兼十难“脾邪干心甚微”[2]斟酌看。

何以知伤寒得之？然：当谵言妄语。何以言之？肺主声，入肝为呼，入心为言，入脾为歌，入肾为呻，自入为哭，故知肺邪入心，为谵言妄语也。其病身热，洒洒恶寒，甚则喘咳，其脉浮大而涩。

滑氏曰肺主声，肺为心邪，故谵言妄语。身热，脉浮大，心也。恶寒喘咳，脉涩，肺也。

一阳曰在心上说，此是五邪中微邪，留心读此，则知后人凿说伤寒传足不传手大谬，而王海藏有“伤寒自肺入”祖此。

何以知中湿得之？然：当喜汗出，不可止。何以言之？肾主湿，入肝为泣，入心为汗，入脾为涎，入肺为涕，自入为唾，故知肾邪入心，为汗出不可止也。其病身热而小腹痛，足胫寒而逆，其脉沉濡而大，此五邪之法也。

滑氏曰肾主湿，湿化五液。肾为心邪，故汗出不可止，身

---

① 故知：原脱，据《难经本义》《难经集注》补入。

② 脾邪干心甚微：前文有“十难曰：心脉缓甚者，脾邪干心也”。

热，脉大，心也。小腹痛，足胫寒，脉沉濡[1]，肾也。凡阴阳腑脏经络之气虚实相等，正也。偏虚偏实，失其正也。失其正则为邪矣。此篇越人盖言阴阳脏腑经络之偏虚偏实者也。由偏实也，故内邪得而生；由偏虚也，故外邪得而入。

一阳曰在心上说，此是贼邪。此五邪，举心经一脏而言，五脏各各有五邪，重在生克上言。若在治病上言，又依不得虚实正微贼了。如肺乃心之微邪，而伤寒谵言妄语，有延逆不救者；肾乃心之贼邪，有合法而易治者，又不拘拘于虚贼也。学者，脉治二事，全在融会，若固执虚邪易治，实邪难治，则失越人意矣。

五十难曰：病有虚邪，有实邪，有贼邪，有微邪，有正邪，何以别之？然：从后来者为虚邪，从前来者为实邪，从所不胜来者为贼邪，从所胜来者为微邪，自病者为正邪。有图。

滑氏曰五行之道，生我者体其气虚也。居吾之后而来为邪，故曰虚邪。我生者相气方实也。居吾之前而来为邪，故曰实邪。正邪则本经自病者也。

一阳曰此只是分别上章虚、正、实、微、贼，与十难并看。古圣人教人，重言剖别如此。今医者剽窃半句古人说的话，以为奇，秘不肯说，与不知的矜夸自得是何存心哉？真越人之贼徒矣。斯人见恶于朱晦翁，而彼他云医为贱役，牵累斯道，辱致憎言。噫！在斯人固不可，在晦翁尤不可。大抵贤者气象如此，在圣人则无此语矣。

何以言之？假令心病，中风得之为虚邪，伤暑得之为正

① 濡：原误为“涩”，据《难经本义》滑氏注及上文改。

邪，饮食劳倦得之为实邪，伤寒得之为微邪，中湿得之为贼邪。

滑氏曰 假心为例，以发明上文之义，中风为虚邪，从后而来，火前水后也。伤暑为正邪，火自病也。饮食劳倦为实邪，从前而来，土前火后也。伤寒为微邪，从所胜而来，火胜金也。中湿为贼邪，从所不胜而来，水克火也。与上篇互相发，宜通考之。

五十一难曰：病有欲得温者，有欲得寒者，有欲得见人者，有不欲得[①]见人者，而各不同，病在何脏腑也？然：病欲得寒而欲[②]见人者，病在腑也。病欲得温而不欲见人者，病在脏也。何以言之？腑者，阳也，阳病欲得寒，又欲见人。脏者，阴也，阴病欲得温，又欲闭户独处，恶闻人声，故以别知[③]脏腑之病也。

滑氏曰 纪氏云：腑为阳，阳病则热有余而寒不足，故饮食、衣服、居处皆欲就寒也。阳主动而应乎外，故欲得见人。脏为阴，阴病则寒有余而热不足，故饮食、衣服、居处皆欲就温也。阴主静而应乎内，故欲闭户独处而恶闻人声也。

一阳曰 此阴阳动静之理发露处。

五十二难曰：腑脏发病，根本等不？然：不等也。其不等奈何？然：脏病者，止而不移，其病不离其处。腑病者，仿佛贲向，上下行流，居处无常，故以此知脏腑根本不同也。

---

① 得：原脱，据《难经本义》《难经集注》补入。

② 欲：原脱，据《难经本义》《难经集注》补入。

③ 知：原作“之”，音误，据《难经本义》《难经集注》改。

滑氏曰丁氏云：脏为阴，阴主静，故止而不移。腑为阳，阳主动，故上下流行，居处无常也。五十五难文义互相发。

五十三难曰：经言七传者死，间脏者生，何谓也？然：七传者，传其所胜也。间脏者，传其子也。何以言之？假令心病传肺，肺传肝，肝传脾，脾传肾，肾传心，一脏不再伤，故言七传者死也。有图。

滑氏曰纪氏云：心火传肺金，肺金传肝木，肝木传脾土[①]，脾土传肾水，肾水传心火。心火受水之传，一也。肺金复受火之传，再也。自心而始，以次相传，至肺之再，是七传也。故七传死者，一脏不受再伤也。

一阳曰此是相克的一边。

假令心病传脾，脾传肺，肺传肾，肾传肝，肝传心，是子母相传，竟而复始，如环无端，故曰生也。

滑氏曰吕氏云：间脏者，间其所胜之脏而相传也。心胜肺，脾间之。脾胜肾，肺间之。肺胜肝，肾间之。肾胜心，肝间之。肝胜脾，心间之。此谓传其所生也。按《素问·标本病传论》曰：谨察间甚，以意调之。间者，并行；甚者，独行。盖并者，并也，相并而传，传其所间，如吕氏之说是也。独者，特也，特传其所胜，如纪氏之说是也。越人之义，盖本诸此。详见本篇及《灵枢》四十二篇，但二经之义，则以五脏与胃、膀胱七者相传发其例，而其篇题皆以病传为名。今越人则以七传间脏之目，推明二经，假心为例，以见病之相传。若传所胜至一脏，再伤则死。若间其所胜，是子母相传，则生也。尤简而明。

一阳曰此是间脏相生的一边。

---

① 脾土：原倒，据《难经本义》乙转。

五十四难曰：脏病难治，腑病易治，何谓也？然：脏病所以难治者，传其所胜也。腑病易治者，传其子也。与七传间脏同法也。

滑氏曰四明陈氏云：五脏者，七神内守，则邪之微者不易传。若大气之入，则神亦失守而病深，故病难治，亦或至于死矣。六腑为转输传化者，其气常通，况胆又清净之处，虽邪入之，终难深留，故腑病易治也。愚按：以越人之意推之，则脏病难治者，以传其所胜也。腑病易治者，以传其所生也。虽然，此特各举其一偏而言尔。若脏病传其所生亦易治，腑病传其所胜亦难治也。故庞安常云：世之医书，惟扁鹊之言为深，所谓《难经》者也。越人寓术于其书，而言之有不详者，使后人自求之欤？今以此[①]篇详之，庞氏可谓得越人之心者矣。

五十五难曰：病有积有聚，何以别之？然：积者，阴气也。聚者，阳气也。故阴沉而伏，阳浮而动。气之所积，名曰积。气之所聚，名曰聚。故积者五脏所生，聚者六腑所成也。积者，阴气也。其始发有常处，其痛不离其部，上下有所终始，左右有所穷处。聚者，阳气也。其始发无根本，上下无所留止，其痛无常处，谓之聚。故以是别知积聚也。

滑氏曰积者，五脏所生。五脏属阴，阴主静，故其病沉伏而不离其处。聚者，六腑所成。六腑属阳，阳主动，故其病浮动而无所留止也。杨氏曰：积，蓄也。言血脉不行，蓄积而成病也。周仲立曰：阴沉而伏，初亦未觉，渐以滋长，日积月累是也。聚者病之所在，与血气偶然邂逅，故无常处[②]也。

---

① 此：其后衍一“此”字，据《难经本义》删。

② 处：原脱，据《难经本义》滑氏注补入。

五十二难意同。

一阳曰与五十二难意同。

五十六难曰：五脏之积，各有名[①]乎？以何月何日得之？然：肝之积名曰肥气，在左胁下，如覆杯积之形，有头足，久不愈，令人发咳逆痎疟病之形，连岁不已，以季夏戊己日得之。何以言之？肺病传于肝，肝当传脾，脾季夏适王，王者不受邪。肝复欲还肺，肺不肯受，故留结为积，故知肥气以季夏戊己日得之。

滑氏曰肥之言盛也。有头足者，有大小本末也。咳逆者，足厥阴之别，贯膈上注肺，肝病，故胸中咳而逆也[②]。二日一发为痞疟，《内经》五脏皆有疟，此在肝为风疟也。抑以疟为寒热，病多属少阳，肝与之为表里故云。左胁肝之部也。

一阳曰与五十三难七传意思同，皆是贼邪来传。至五十四难，又云脏病难治，传其所胜。

心之积名曰伏梁，起脐上，大如臂积之形，上至心下，久不愈，令人病烦心病之形，以秋庚辛日得之。何以言之？肾病传心，心当传肺，肺以秋适王，王者不受邪，心欲复还肾，肾不肯受，故留结为积，故知伏梁以秋庚辛日得之。

滑氏曰伏梁，伏而不动，如梁木然。

脾之积名曰痞气，在胃脘，覆大如盘积之形，久不愈，令人四肢不收，发黄疸，饮食不为肌肤病之形，以冬壬癸日得之。何以言之？肝病传脾，脾当传肾，肾以冬适王，王者不受邪，脾复欲还肝，肝不肯受，故留结为积，故知痞气以冬

---

① 有名：底本残损，据《难经本义》补入。

② 咳而逆也：底本残损，据《难经本义》补入。

壬癸日得之。

滑氏曰痞气，痞塞而不通也。疸病，发黄也。湿热为疸。

肺之积名曰息贲，在右胁下，覆大如杯积之形，久不已，令人洒淅寒热，喘咳，发肺壅病之形，以春甲乙日得之。何以言之？心病传肺，肺当传肝，肝以春适王，王者不受邪，肺复欲还心，心不肯受，故留结为积，故知息贲以春甲乙日得之。

滑氏曰息贲，或息、或贲也。右胁肺之部，肺[①]主皮毛，故洒淅寒热。或谓脏病止而不移，今肺积，或息、或贲何也？然：或息、或贲，非居处无常如腑病也，特以肺主气，故其病有时而动息尔。肾亦主气，故贲豚亦然。

肾之积名曰贲豚，发于少腹，上至心下，若豚状积之形，或上或下无时，久不已，令人喘逆、骨痿、少气病之形，以夏丙丁日得之。何以言之？脾病传肾，肾当传心，心以夏适王，王者不受邪，肾复欲还脾，脾不肯受，故留结为积，故知贲豚以夏丙丁日得之。此五积之要法也。

滑氏曰贲豚，言若豚之贲突，不常定也，豚性躁，故以名之。今人喘逆者，足少阴之支，从肺出络心，注胸中故也。此难但言脏病而不言腑病者，纪氏谓以其发无常处也。杨氏谓六腑亦相传，行如五脏之传也。或问，天下之物理，有感有传。感者，情也。传者，气也。有情斯有感，有气斯有传。今夫五脏之积，特以气之所胜，传所不胜云尔。至于王者不受邪，是固然也。若不胜者，反欲还所胜，所胜不纳而留结为积，则是有情而为感矣。且五脏在人身中各为一物，犹耳司听，目司视，

① 肺：原脱，据《难经本义》补入。

各有所职而不能思非。若人之感物，则心为之主而乘气机者也。然则五脏果各能有情而感乎？曰：越人之意，盖以五行之道，推其理势之所有者，演而成文耳。初不必论其情感，亦不必论其还不还，与其必然否也。读者但以所胜传不胜，及王者不受邪，遂留结为积观之，则不以辞害意，而思过半矣。或又问，子言情感气传，先儒之言则曰形交气感，是又气能感矣。于吾子之言何如？曰：先儒之说，虽曰气感，由形交也。形指人身而言，所以感之主也。

五十七难曰：泄凡有几，皆有名不？然：泄凡有五，其名不同，有胃泄，有脾泄，有大肠泄，有小肠泄，有大瘕泄，名曰后重。

滑氏曰此五泄之目，下文详之。

胃泄者，饮食不化，色黄。

滑氏曰胃受病，故食不化。胃属土，故色黄。

脾泄者，腹胀满，泄注，食即呕吐逆。

滑氏曰有声无物为呕，有声有物为吐。脾受病，故腹胀泄注，食即呕吐而上逆也。

大肠泄者，食以窘迫，大便色白，肠鸣切痛。

滑氏曰食方已，即窘迫欲利也。白者，金之色。谢氏曰：此肠寒之证也。

小肠泄者，溲而便脓血，少腹痛。

滑氏曰溲，小便也。便，指大便而言。溲而便脓血，谓小便不秘，大便不里急后重也。

大瘕泄者，里急后重，数至圊而不能便，茎中痛，此五泄之要法也。

滑氏曰瘕，结也，谓因有凝结而成者。里急，谓腹内急迫；

后重，谓肛门下坠。惟其里急后重，故数至圊而不能便。茎中痛者，小便亦不利也。谢氏谓：小肠、大瘕二泄，今所谓痢疾也，《内经》曰肠澼。故下利赤白者，灸小肠俞是也，穴在第十六椎下，两旁各一寸五分，累验。四明陈氏曰：胃泄，即飧泄也。脾泄，即濡泄也。大肠泄，即洞泄也。小肠泄，谓凡泄则小便先下而便血，即血泄也。大瘕泄，即肠澼[①]也。

五十八难曰：伤寒有几？其脉有变否？然：伤寒有五，有中风，有伤寒，有湿温，有热病，有温病，其所苦各不同。

滑氏曰变，当作辨，谓分别其脉也。纪氏曰：汗出恶风者，谓之伤风。无汗恶寒者，谓之伤寒。一身尽疼不可转侧者，谓之湿温。冬伤于寒，至夏而发者，谓之热病。非其时而有其气，一岁之中病多相似者，谓之温病。

中风之脉，阳浮而滑，阴濡而弱。湿温之脉，阳浮而弱，阴小而急。伤寒之脉，阴阳俱盛而紧涩。热病之脉，阴阳俱浮，浮之而滑，沉之而[②]涩。温病之脉，行在诸经，不知何经之动也，各随其经所在而取之。

滑氏曰上文言伤寒之目，此言其脉之辨也。阴阳字皆指尺寸而言。杨氏曰：温病乃是疫疠之气，非冬感于寒，至春变为温病者，散行诸经，故不可预知。临病人而诊之，知在何经之动，乃随而治之。谢氏曰：仲景《伤寒例》云，冬时严寒，万类收藏，君子周密，则不伤于寒，触冒者乃名伤寒耳。其伤于四时之气，皆能为病，以伤寒为毒者，以其最成杀厉之气也。

---

① 澼：原作“癖”，据上文改。

② 而：《难经本义》《难经集注》均作“散”。

中而即病者，名曰伤寒；不即病者，寒毒藏于肌肤，至春变为温病，至夏变为暑病。暑病者，热极而重于温也。又曰，阳脉浮滑，阴脉濡弱，更遇于风，变为风温。今按仲景例，风温与《难经》中风脉同，而无湿温之说。又曰：《难经》言温病，即仲景《伤寒例》中所言温疟、风温、温毒、温疫四病也。越人言其概而未详，仲景则发其秘而条其脉，可谓详矣。庞安常《伤寒总论》[①]云：《难经》载五种伤寒，言温病之脉，行在诸经，不知何经之动，随其经所在而取之。据《难经》，温病又是四种，伤寒感异气而变成者也。所以王叔和云，阳脉浮滑，阴脉濡弱，更遇于风，变成风温；阳脉洪数，阴脉实大，更遇温热，变为温毒，温毒为病最重也；阳脉濡弱，阴脉弦紧，更遇湿气，变为湿温；脉阴阳俱盛，重感于寒，变为温疟。斯乃同病异名，同脉异经者也。所谓随其经所在而取之者，此也。庞氏此说，虽不与《难经》同，然亦自一义例。但伤寒例言温疫而无湿温，叔和言湿温而无温疫，此亦异耳。

伤寒有汗出而愈，下之而死者；有汗出而死，下之而愈者，何也？然：阳虚阴盛，汗出而愈，下之即死。阳盛阴虚，汗出而死，下之而愈者。

滑氏曰受病为虚，不受病者为盛。唯其虚也，是以邪凑之。唯其盛也，是以邪不入，即《外台》所谓表病里和、里病表和之谓，指伤寒传变者而言之也。表病里和，汗之可也，而反下之，表邪不除，里气复夺矣；里病表和，下之可也，而反汗之，里邪不退，表气复夺矣，故云死。所以然者，汗能亡阳，下能损阴也。此阴阳字，指表里言之。经曰：诛伐无过，命曰大惑。

---

① 伤寒总论：即《伤寒总病论》。

此之谓欤？

寒热之病，候之如何也？然：皮寒热者，皮不可近席，毛发焦，鼻藁[①]不得汗。肌寒热者，皮肤痛，唇舌藁，无汗。骨寒热者，病无所安，汗注不休，齿本藁痛。

滑氏曰《灵枢》二十一篇曰：皮寒热者，不可附席，毛发焦，鼻藁腊，不得汗，取三阳之络，以补手太阴。肌寒热者，肌痛，毛发焦而唇藁腊，不得汗，取三阳于下，以去其血者，补足太阴以出其汗。骨寒热者，病无所安谓一身百脉无有是处也，汗注不休。齿未藁，取其少阴股之络；齿已藁，死不治。愚按：此盖内伤之病，因以类附之。东垣《内外伤辨》，其兆于此乎！

一阳曰此段要分表中里。切脉之法，要在浮中沉上用心。又兼应皮寒热者在表，肌寒热者在中，骨寒热者在里也，三藁外候自明。中风中字，作伤字看，用心融会，治法大备。

五十九难曰：狂癫之病，何以别之？然：狂疾之始发，少卧而不饥，自高贤也，自辨智也，自倨贵也。妄笑，好歌乐，妄行不休是也。癫疾始发，意不乐，僵仆直视，其脉三部阴阳俱盛是也。

滑氏曰狂疾发于阳，故其状皆自有余而主动。癫疾发于阴，故其状皆自不足而主静。其脉三部阴阳俱盛者，谓发于阳，为狂，则阳脉俱盛；发于阴，为癫，则阴脉俱盛也。按：二十难中“重阳者狂，重阴者癫，脱阳者见[②]鬼，脱阴者目盲”四句当属之此下。重，读如再重之重去声，重阳重阴，于以再明上文阴阳俱盛之意。又推其极至，脱阳脱阴，则不止于重阳重阴

---

① 藁：通“槁”，枯槁，干枯。《字汇》：“藁与槀同，木枯也。”

② 见：原误为“况”，据《难经本义》滑氏注文改。

矣。盖阴盛而极，阳之脱也。鬼为幽阴之物，故见之。阳盛而极，阴之脱也。一水不能胜五火，故目盲。四明陈氏曰：气并于阳则为重阳，血并于阴则为重阴。脱阳见鬼，气不守也。脱阴目盲，血不荣也。狂癫之病，《灵枢》二十二篇，其论详矣。越人特举其概，正庞氏所谓引而不发，使后人自求之欤！

一阳曰狂癫就是阴阳。狂疾如上所言，得之大恐。善笑而不发于外者，得之大喜。癫疾有筋癫、脉癫、骨癫。疾发如狂者，死不治。

六十难曰：头心之病，有厥痛，有真痛，何谓也？然：手三阳之脉受风寒，伏留而不去者，则名厥头痛。

滑氏曰详见《灵枢》二十四篇。厥，逆也。

一阳曰《灵枢·厥病》二十四篇，刺法甚详。行针者，不可不熟味。

入连在脑者，名真头痛。

滑氏曰真头痛，其痛甚，脑尽痛，手足青至节，死不治。盖脑为髓海，真气之所聚，卒不受邪，受邪则死。

其五脏气相干，名厥心痛。

滑氏曰《灵枢》载厥心痛凡五，胃心痛，肾心痛，脾心痛，肝心痛，肺心痛，皆五脏邪相干也。

一阳曰此心字训作中字，谓逆中作痛也。与下文心字不同。《灵枢》载厥心痛凡五，胃、肾、脾、肝、肺，不及心，故知心字作中字也。

其痛甚，但在心。手足青者，即名真心痛。其真心痛者，旦发夕死，夕发旦死。

滑氏曰《灵枢》云：真心痛，手足青至节。心痛甚，为真心痛。又七十一篇曰：少阴者，心脉也。心者，五脏六腑之大主也。心为帝王，精神之所舍。其脏坚固，邪不能客，客之则伤心，心伤则神去，神去则死矣。其真心痛者，真字下当欠一“头”字，盖阙文也。手足青之青，当作清冷也。

一阳曰此心字才是手少阴心之心。越人以深浅而言生死。

六十一难曰：经言望而知之，谓之神；闻而知之，谓之圣；问而知之，谓之工；切脉而知之，谓之巧。何谓也？然：望而知之者，望见其五色，以知其病。

滑氏曰《素问·五脏生成》篇曰：色见青如草滋者死，黄如枳实者死，黑如炱者死，赤如衃血者死，白如枯骨者死，此五色之见死者也。青如翠羽者生，赤如鸡冠者生，黄如蟹腹者生，白如豕膏者生，黑如乌羽者生，此五色之见生也。生于心，欲如以缟裹朱。生于肺，欲如缟裹红。生于肝，欲如以缟裹绀。生于脾，欲如以缟裹[1]栝蒌实。生于肾，欲如以缟裹紫。此五脏生色之外荣也。《灵枢》四十九篇曰：青黑为痛，黄赤为热，白为寒。又曰：赤色出于两颧，大如拇指者，病虽小愈，必卒死。黑色出于庭庭者颜也，大如拇指，必不病而卒。又七十四篇曰：诊血脉者，多赤、多热、多青、多痛、多黑，为久痹；多黑、多赤、多青皆见者，为寒热。身痛，面色微黄，齿垢黄，爪甲上黄，黄疸也。又如验产妇面赤舌青，母活子死；面青舌青沫出，母死子活；唇口俱青，子母俱死之类也。袁氏曰：五脏之色见于面者，各有部分，以应相生相克之候，察之以知其病也。

闻而知之者，闻其五音，以别其病。

滑氏曰四明陈氏云：五脏有声，而声有音。肝声呼，音应角，调而直，音声相应则无病，角乱则病在肝。心声笑，音应

① 裹：原脱，据《难经本义》滑氏注补入。

徵，和而长，音声相应则无病，徵乱则病在心。脾声歌，音应宫，大而和，音声相应则无病，宫乱则病在脾。肺声哭，音应商，轻而劲，音声相应则无病，商乱则病在肺。肾声呻，音应羽，沉而深，音声相应则无病，羽乱则病在肾。袁氏曰：闻五脏五声，以应五音之清浊，或互相胜负，或其音嘶嗄之类，别其病也。此一节当于《素问·阴阳应象论》《金匮真言》诸篇，言五脏声音及三十四难云云求之，则闻其声，足以别其病也。

问而知之者，问其所欲五味，以知其病所起所在也。

滑氏曰《灵枢》六十三篇曰：五味入口，各的所走，各有所病。酸走筋，多食之，令人癃。咸走血，多食之，令人渴。辛走气，多食之，令人洞心。辛与气俱行，故辛入心而与汗俱出。苦走骨，多食之，令人变呕。甘走肉，多食之，令人悗心悗，音闷。推此则知，问其所欲五味，以知其病之所起所在也。袁氏曰：问其所欲，五味中偏嗜偏多食之物，则知脏气有偏胜偏绝之候也。

切脉而知之者，诊其寸口，视其虚实，以知其病，病在何脏腑也。

滑氏曰诊寸口，即第一难之义。视虚实，见六难并四十八难。王氏脉法赞曰：脉有三部，尺寸及关。荣卫流行，不失衡铨。肾沉心洪，肺浮肝弦。此自常经，不失铢分。出入升降，漏刻周旋。水下二刻，脉一周身，旋复[①]寸口，虚实见焉。此之谓也。

一阳曰此视字，望、闻、问皆统括，运用全在熟思斟酌、轻重权衡上着力，寸口应一难而总六十难，始终调理也。

---

① 复：原音误为“覆”，据《难经本义》滑氏注改。

经言：以外知之曰圣，以内知之曰神。此之谓也。

滑氏曰以外知之望闻，以内知之问切也。神微妙圣通明也。又总结之[1]，言圣神则功巧在内矣。

六十二难曰：脏井荥有五，腑独有六者，何谓也？然：腑者，阳[2]也。三焦行于诸阳，故置一俞，名曰原。腑有六者，亦与三焦共一气也。

滑氏曰脏之井荥有五，谓井、荥、俞、经、合也。腑之井荥有六，以三焦行于诸阳，故又置一俞，而名曰原。所以腑有六者，与三焦共一气也。虞氏曰：此篇疑有缺误，当与六十六难参考。

一阳曰六十二难至八十一难言脏腑荥俞，用针补泻之法。此全体之用，有不可无者。此记者，以数相从始终之意备矣。此以前方脉，以后针刺。阴中隐阳，脏井荥只用五。阳中隐阴，腑井荥故有六。阴阳互潜。

六十三难曰：《十变》言，五脏六腑荥合，皆以[3]井为始者，何也？然：井者，东方春也，万物之始生，诸蚑行喘息，蜎飞蠕动，当生之物，莫不以春生，故岁数始于春，日数始于甲，故以井为始也。

滑氏曰十二经所出之穴，皆谓之井，而以为荥俞之始者，以井主东方木。木者，春也，万物发生之始。诸蚑者行，喘者息，息谓嘘，吸气也。公孙洪传作蚑行喙息，义尤明白[4]。蜎者飞，蠕者动，皆虫豸之属。凡当生之物，皆以春而生，是以岁

---

① 之：原脱，据《难经本义》滑氏注补入。

② 阳：此前原衍“三”字，据《难经本义》《难经集注》删。

③ 以：原误为“有”，据《难经本义》与《难经集注》改。

④ 白：原形误为“曰”，据《难经本义》滑氏注改。

之数则始于春，日之数则始于甲，人之荥合则始于井也。冯氏曰：井，谷井之井，泉源之所出也。四明陈氏曰：经穴之气所生则自井始，而溜荥注俞，遇经入合，故以万物及岁数日数之始为譬也。

六十四难曰：《十变》又言，阴井木，阳井金；阴荥火，阳荥水；阴俞土，阳俞木；阴经金，阳经火；阴合水，阳合土。有图。

滑氏曰 十二经起于井穴，阴井为木，故阴井木生阴荥火，阴荥火生阴俞土，阴俞土生阴经金，阴经金生阴合水。阳井为金，故阳井金生阳荥水，阳荥水生阳俞木，阳俞木生阳经火，阳经火生阳合土。

一阳曰 针合造化之妙神，五行相生之理。[①]

阴阳皆不同，其意何也？然：其刚柔之事也。阴井乙木，阳井庚金。阳井庚，庚者乙之刚也。阴井乙，乙者庚之柔也。乙为木，故言阴井木也。庚为金，故言阳井金也。余皆仿此。

滑氏曰 刚柔者，即乙庚之相配也。十干所以自乙庚而言者，盖诸脏腑穴，皆始于井。而阴脉之井，始于乙木。阳脉之井，始于庚金。故自乙庚而言刚柔之配，而其余五行之配，皆仿此也。丁氏曰：刚柔者，谓阴井木，阳井金，庚金为刚，乙木为柔。阴荥火，阳荥水，壬水为刚，丁火为柔。阴俞土，阳俞木，甲木为刚，己土为柔。阴经金，阳经火，丙火为刚，辛金为柔。阴合水，阳合土，戊土为刚，癸水为柔。盖五行之道相生者，母子之义；相克相制者，夫妇之类。故夫道皆刚，妇道皆柔，

---

① 一阳曰……之理：原书为小字，据本书此前体例改为大字。

自然之理也。《易》曰：分阴分阳，迭用柔刚。其是之谓欤？

六十五难曰：经言所出为井，所入为合，其法奈何？然：所出为井，井者东方春也，万物之始生，故言所出为井也。所入为合，合者北方冬也，阳气入藏，故言所入为合也。

滑氏曰此以经穴流注之始终言也。

六十六难曰：经言肺之原出于太渊，心之原出于大陵，肝之原出于太冲，脾之原出于太白，肾之原出于太溪，少阴之原出于兑骨神门穴也，胆之原出于丘墟，胃之原出于冲阳，三焦之原出于阳池，膀胱之原出于京骨，大肠之原出于合谷，小肠之原出于腕骨。

滑氏曰肺之原太渊，至肾之原太溪，见《灵枢》第一篇。其第二篇曰：肺之俞太渊，心之俞大陵，肝之俞太冲，脾之俞太白，肾之俞太溪。膀胱之俞束骨，过于京骨为原。胆之俞临泣，过于丘墟为原。胃之俞陷谷，过于冲阳为原。三焦之俞中渚，过于阳池为原。小肠之俞后溪，过于腕骨为原。大肠之俞三间，过于合谷为原。盖五脏阴经，止以俞为原。六腑阳经[①]，既有俞，仍别有原。或曰：《灵枢》以大陵为心之原，《难经》亦然，而又别以兑骨为少阴之原。诸家针灸书，并以大陵为手厥阴心主之俞，以神门在掌后兑骨之端者，为心经所注之俞，似此不同者，何也？按《灵枢》七十一篇曰：少阴无输，心不病乎？岐伯曰：其外经病而脏不病，故独取其经于掌后兑骨之端也。其余脉出入屈折，其行之疾徐，皆如手少阴心主之脉行也。又第二篇曰：心出于中冲，溜于劳宫，注于大陵，行于间

---

① 阳经：《难经本义》作"为阳"，两通。

使，入于曲泽，手少阴也。按：中冲以下，并手心主经俞，《灵枢》直指为手少阴，而手少阴经俞不别载也。又《素问·缪刺》篇曰：刺手心主少阴兑骨之端，各一痏[1]立已。又《气穴》篇曰：脏俞五十穴。王氏注：五脏俞惟有心包经井俞之穴，而亦无心经井俞穴。又七十九难曰：假令心病，泻手心主俞，补手心主井。详此前后各经文义，则知手少阴与心主同治也。

一阳曰十二经之原，《针经》云：甲出丘墟乙太冲，丙居腕骨是原中。丁出神门原内过，戊胃冲阳气可通。己出太白庚合骨，辛原本出太渊同。壬归京骨阳池内，癸出太溪大陵中。

十二经皆以[2]俞为原者，何也？然：五脏俞者，三焦之所行，气之所留止也。三焦所行之俞为原者，何也？然：脐下肾间动气者，人之生命也，十二经之根本也，故名曰原。三焦者，原气之别使也。主通行三气，经历于五脏六腑。原者，三焦之尊号也，故所止辄为原。五脏六腑之有病者，皆取其原也。

滑氏曰十二经皆以俞为原者，以十二经之俞，皆系三焦所行气、所留止之处也。三焦所行之俞为原者，以脐下肾间动气，乃人之生命，十二经之根本。三焦则为原气之别使，主通行上中下之三气，经历于五脏六腑也。通行三气，即纪氏所谓下焦禀真元之气，即原气也。上达至于中焦，中焦受水谷精悍之气，化为荣卫。荣卫之气与真元之气通行，达于上焦也。所以原为三焦之尊号，而所止辄为原，犹警跸所至称行在所也。五脏六腑之有病者，皆于是而取之宜哉！

---

① 痏（weǐ 伪）：疮，伤口。

② 以：原误为“有”，据《难经本义》《难经集注》改。

六十七难曰：五脏募皆在阴而俞在阳者，何谓也？然：阴病行阳，阳病行阴，故令募在阴，俞在阳。

滑氏曰募与俞，五脏空穴之总名也。在腹为阴，则谓之募。在背为阳，则谓之俞。募，犹募结之募，言经气之聚于此也。俞，史《扁鹊传》作输，犹委输之输，言经气由此而输于彼也。五脏募在腹：肺之募中府二穴，在胸部云门下一寸，乳上三肋间，动脉陷中；心之募巨阙一穴，在鸠尾下[①]一寸；脾之募章门二穴，在季胁下直脐；肝之募期门二穴，在不容两旁各一寸五分；肾之募京门二穴，在腰中季胁本。五脏俞在背，行足太阳之经：肺俞在第三椎下，心俞在五椎下，肝俞在九椎下，脾俞在十一椎下，肾俞在十四椎下，皆侠脊两旁各一寸五分。阴病行阳，阳病行阴者，阴阳经络，气相交贯，脏腑腹背，气相通应，所以阴病有时而行阳，阳病有时而行阴也。《针法》曰：从阳引阴，从阴引阳。

一阳曰予作捷法，中巨章期京，三五九一四，春夏致一阴，秋冬致一阳，正此意也。

六十八难曰：五脏六腑皆有井、荥、俞、经、合，皆何所主？然：经言所出为井，所流为荥，所注为俞，所行为经，所入为合。井主心下满，荥主身热，俞主体重节痛，经主喘咳寒热，合主逆气而泄，此五脏六腑井、荥、俞、经、合所主病也。

滑氏曰主，主治也。井，谷井之井，水源之所出也。荥，绝小水也。井之源本微，故所流尚小而为荥。俞，输也，注也。自荥而注，乃为俞也。由俞而经过于此，乃谓之经。由经而入

① 下：原脱，据《难经本义》滑氏注文补入。

于所合，谓之合。合者，会也。《灵枢》第一篇曰：五脏五俞，五五二十五俞。六腑六俞，六六三十六俞。此俞字，空穴之总名，凡诸空穴，皆可以言俞。经脉十二，络[1]脉十五。凡二十七气所行，皆井、荥、俞、经、合之所系，而所主病各不同。井主心下满，肝木病也。足厥阴之支，从肝别贯膈，上注肺，故井主心下满。荥主身热，心火病也。俞主体重节痛，脾土[2]病也。经主喘咳寒热，肺金病也。合主逆气而泄，肾水病也。谢氏曰：此举五脏之病，各一端为例，余病可以类推而互取也。不言六腑者，举脏足以该之。一阳曰此注用心融会类推，大资益施治。

六十九难曰：经言虚者补之，实者泻之，不虚不实，以经取之。何谓也？然：虚者补其母，实者泻其子，当先补之，然后泻之。不虚不实，以经取之者，是正经自生病，不中他邪也，当自取其经，故言以经取之。

滑氏曰《灵枢》第十篇载：十二经皆有盛则泻之，虚则补之，不盛不虚，以经取之。虚者补其母，实者泻其子，子能令母实，母能令子虚也。假令肝病，虚即补厥阴之合曲泉是也，实则泻厥阴之荥行间是也。先补后泻，即后篇阳气不足，阴气有余，当先补其阳而后泻其阴之意。然于此意不属，非阙误，即衍[3]文也。不实不虚，以经取之者，即四十九难忧愁思虑则伤心，形寒饮冷则伤肺云云者，盖正经之自病者也。杨氏曰：不实不虚，是诸脏不相乘也，故云自取其经。

七十难曰：春夏刺浅，秋冬刺深者，何谓也？然：春夏者，阳气在上，人气亦在上，故当浅取之。秋冬者，阳气在

① 络：原形误为“给”，据《难经本义》滑氏注文改。

② 土：此前原衍一“主”字，据《难经本义》删。

③ 衍：原误作“羡”，据《难经本义》滑氏注文改。

下，人气亦在下，故当深取之。

滑氏曰春夏之时，阳气浮而上，人之气亦然，故刺之当浅，欲其无太过也。秋冬之时，阳气深而下，人气亦然，故刺之当深，欲其无不及也。经曰：必先岁气，无伐天和。此之谓也。四明陈氏曰：春气在毛，夏气在皮，秋气在分肉，冬气在骨髓，是浅深之应也。

一阳曰此说与下文致一阴致一阳似悖，然此是顺时应用的粗法，其下文云云之妙，又不可言传也。

春夏各致一阴，秋冬各致一阳者，何谓也？然：春夏温，必致一阴者，初下针，沉之至肾肝之部从阴行阳，得气，引持之，阴也。秋冬寒，必致一阳者，初纳针，浅而浮之至心肺之部从阳行阴，得气，推纳之，阳也。是谓春夏必致一阴，秋冬必致一阳。

滑氏曰致，取也。春夏气温必致一阴者，春夏养阳之义也，初下针，即沉之至肾肝之部，俟其得气，乃引针而提之，以至于心肺之分，所谓致一阴也。秋冬气寒必致一阳者，秋冬养阴之义也，初纳针，浅而浮之当心肺之部，俟其得气，推针而纳之以达于肾肝之分，所谓致一阳也。此篇致阴致阳之说，越人特推其理，有如是者尔。凡用针补泻，自有所宜，初不必以是相拘也。

一阳曰根本之玄，春夏刺浅而何反沉之至肾肝之部，秋冬刺深而何反浮之至心肺之部？此是从阴行阳，从阳行阴，越人心法也。阳从下起，春夏虽浅，先沉而引之。阴从上降，秋冬虽刺深，先浮而纳之。可见阴阳互为其根，用针之玄玄也。

七十一难曰：经言刺荣无伤卫，刺卫无伤荣。何谓也？然：针阳者，卧针而刺之；刺阴者，先以左手摄按所针荥俞之处，气散乃纳针。是谓刺荣无伤卫，刺卫无伤荣也。

滑氏曰荣为阴，卫为阳。荣行脉中，卫行脉外，各有所浅深也。用针之道亦然。针阳必卧针而刺之者，以阳气轻浮，过之恐伤于荣也。刺阴者，先以左手按所刺之穴良久，令气散乃纳针，不然则伤卫气也。无毋通，禁止[①]辞。

七十二难曰：经言能知迎随之气，可令调之，调气之方，必在阴阳。何谓也？然：所谓迎随者，知荣卫之流行，经脉之往来也。随其逆顺而取之，故曰迎随。

滑氏曰迎随之法，补泻之道也。迎者，迎而夺之。随者，随而济之。然必知荣卫之流行，经脉之往来。荣卫流行，经脉往来，其义一也。知之而后可以视夫病之逆顺，随其所当而为补泻也。四明陈氏曰：迎[②]者，迎其气之方来而未盛也以泻之。随者，随其气之方往而未虚也以补之。愚按：迎随有二，有虚实迎随，有子母迎随。陈氏之说虚实迎随也，若七十九难所载子母迎随也。

一阳曰知手足阴阳经所走起止，自好行迎随治法。调气之方，必在阴阳者，知其内外表里，随其阴阳而调之，故曰调气之方，必在阴阳。

滑氏曰在，察也。内为阴，外为阳。表为阳，里为阴。察其病之在阴在阳而调之也。杨氏曰：调气之方，必在阴阳者，阴虚阳实，则补阴泻阳；阳虚阴实，则补阳泻阴。或阳并于阴，阴并于阳，或阴阳俱虚俱实，皆随其所见而调之。谢氏曰：男外女内，表阳里阴，调阴阳之气者，如从阳引阴，从阴引阳，

① 止：原误作“之”，据《难经本义》滑氏注文改。

② 迎：《难经本义》作“逆”，两通。

阳病治阴，阴病治阳之类。

七十三难曰：诸井者，肌肉浅薄，气少不足使也，刺之奈何？然：诸井者，木也；荥者，火也。火者，木之子。当刺井者，以荥泻之，故经言补者不可以为泻，泻者不可以为补，此之谓也。

滑氏曰诸经之井，皆在手足指梢，肌肉浅薄之处，气少不足使为补泻也。故设当刺井者，只泻其荥，以井为木，荥为火，火者木之子也。详越人此说，专为泻井者言也。若当补井，则必补其合，故引经言补者不可以为泻，泻者不可以为补，各有攸当也。补泻反则病益笃，而有实实虚虚之患，可不谨欤？

七十四难曰：经言春刺井，夏刺荥，季夏刺俞，秋刺经，冬刺合者，何谓也？然：春刺井者，邪在肝；夏刺荥者，邪在心；季夏刺俞者，邪在脾；秋刺经者，邪在肺；冬刺合者，邪在肾。

滑氏曰荥俞之系四时者，以其邪各有所在也。其肝心脾肺肾而系于春夏秋冬者何也？然：五脏一病，辄有五也。假令肝病，色青者肝也，臊臭者肝也，喜酸者肝也，喜呼者肝也，喜泣者肝也。其病众多，不可尽言也。四时有数，而并系于春夏秋冬者也。针之要妙，在于秋毫者也。

滑氏曰五脏一病不止于五，其病尤众多也。虽其众多，而四时有数，故并系于春夏秋冬，及井、荥、输、经、合之属也。用针者，必精察之。详此篇文义，似有缺误，今且依此[1]解之，以俟知者。

一阳曰如《十变》独举心脏，此只举肝，心脾肺肾例类

① 此：原脱，据《难经本义》滑氏注文补入。

而推。

七十五难曰：经言东方实，西方虚，泻南方，补北方。何谓也？然：金、木、水、火、土，当更相平。东方，木也；西方，金也。木欲实，金当平之；火欲实，水当平之；土欲实，木当平之；金欲实，火当平之；水欲实，土当平之。东方，肝也，则知肝实；西方，肺也，则知肺虚。泻南方火，补北方水。南方火，火者，木之子也；北方水，水者，木之母也。水胜火，子能令母实，母能令子虚，故泻火补水，欲令金不得平木也。经曰：不能治其虚，何问其余，此之谓也。有图。

滑氏曰金不得平木，"不"字疑衍。东方实、西方虚，泻南方、补北方者，木、金、火、水欲更相平也。木、火、土、金、水之欲实，五行之贪胜而务权也。金、水、木、火、土之相平，以五行所胜而制其贪也。经曰：一脏不平，所不[①]胜平之。东方肝也，西方肺也。东方实，则知西方虚矣，若西方不虚，则东方安得而过于实邪？或泻或补，要亦抑其甚而济其不足，损过就中之道也。水能胜火，子能令母实，母能令子虚。泻南方火者，夺子之气，使食母之有余。补北方水者，益子之气，使不食于母也。如此则过者退，而抑者进，金得平其木，而东西二方无复偏胜偏亏之患矣。越人之意，大抵谓东方过于实而西方之气不足，故泻火以抑其木，补水以济其金，是乃使金得与木相停，故曰欲令金得平木也。若曰：欲令金不得平木，则前后文义窒碍，竟说不通。使肝木不过，肺不虚，复泻火补水，不几于实实虚虚耶？八十一难文义正与此互相发明。九峰蔡氏

---

① 不：原脱，据《难经本义》滑氏注文补入。

谓，水火金木土谷，惟修取相胜，以泄其过，其意亦同，故结句云：不能治其虚，何问其余？盖为知常而不知变者之戒也。此篇大意，在肝实肺虚，泻火补水上。或问，子能令母实，母能令子虚，当泻火补土为是。盖子有余则不食母之气，母不足则不能荫其子，泻南方火，乃夺子之气，使食母之有余，补中央土则益母之气，使得以荫其子也。今乃泻火补水何欤？曰：此越人之妙，一举而两得之者也。且泻火，一则以夺木之气，一则以去金之克。补水，一则以益金之气，一则以制火之光。若补土则一于助金而已，不可施于两用，此所以不补土而补水也。或又问，母能令子实，子能令母虚，五行之道也。今越人乃谓：子能令母实，母能令子虚，何哉？曰：是各有其说也。母能令子实，子能令母虚者，五行之生化。子能令母实，母能令子虚者，针家之予夺，固不相侔也。四明陈氏曰：仲景云，木行乘金，名曰横;《内经》曰，气有余，则制己所胜，而侮所不胜。木实金虚，是木横而凌金，侮所不胜也。木实本以金平之，然以其气正强而横，金平之则两不相伏而战，战则实者亦伤，虚者亦败。金虚本资气于土，然其时土亦受制，未足以资之，故取水为金之子，又为木之母，于是泻火补水，使水胜火，则火馁而取气于木，木乃减而不复实。水为木母，此母能令子虚也。木既不实，其气乃平，平则金免木凌而不复虚。水为金子，此子能令母实也。所谓金不得平木，不得径以金平其木，必泻火补水而旁治之，使木金之气自然两平耳。今按陈氏此说，亦自有理。但为不之一字所缠，未免牵强费辞，不若直以不字为衍文尔。观八十一篇中，当知金平木一语可见也。

一阳曰 子能令母实，如水是金之子，水克火，制火不能烁金，是子能令母实也。母能令子虚，母是祖母，如土克水，是母能令子虚也。

七十六难曰：何谓补泻？当补之时，何所取气？当泻之时，何所置气？然：当补之时，从卫取气；当泻之时，从荣置气。其阳气不足，阴气有余，当先补其阳，而后泻其阴；阴气不足，阳气有余，当先补其阴，而后泻其阳。荣卫通行，此其要也。

滑氏曰《灵枢》五十二篇曰：浮气之不循经者为卫气，其精气之行于经者为荣气。盖补则取浮气之不循经者，以补虚处。泻则从荣置其气而不用也。置，犹弃置之置。然：人之病，虚实不一，补泻之道，亦非一也。是以阳气不足而阴气有余，则先补阳而后泻阴以和之。阴气不足而阳气有余，则先补阴而后泻阳以和之，如此则荣卫自然通行[①]矣。补泻之法，见下篇。

七十七难曰：经言上工治未病，中工治已病者，何谓也？然：所谓治未病者，见肝之病，则知肝当传之与脾，故先实其脾气，无令得受肝之邪，故曰治未病焉。中工者见肝之病，不晓相传，但一心治肝，故曰治已病也。

滑氏曰见肝之病，先实其脾，使邪无所入，治未病也，是为上工。见肝之病，一心治肝，治已病也，是为中工。《灵枢》五十五篇曰：上工刺其未生也，其次刺其未盛者也，其次刺其已衰者也。下工刺其方袭者也，与其形之盛者也，与其病之与脉相逆者也。故曰：方其盛也，勿敢毁伤，刺其已衰，事必大昌。故曰：上工治未病，不治已病，此之谓也。

七十八难曰：针有补泻，何谓也？然：补泻之法，非必呼吸出纳针也。知为针者，信其左；不知为针者，信其右。

---

① 行：原脱，据《难经本义》滑氏注文补入。

当刺之时，先以左手压按所针荥俞之处，弹而努之，爪而下之，其气之来，如动脉之状。顺针而刺之，得气，因推而纳之，是谓补；动而伸之，是谓泻。不得气，乃与男外女内；不得气，是谓十死不治也。

滑氏曰弹而努之，鼓勇之也。努，读若怒，爪而下之，掐之稍重，皆欲致其气之至也。气至指下，如动脉之状，乃乘其至而刺之。顺，犹循也，乘也。停针待气，气至针动，是得气也。因推针而纳之，是谓补；动针而伸之，是谓泻。此越人心法，非呼吸出纳者也，是固然也。若停针候气，久而不至，乃与男子则浅其针而候之卫气之分，女子则深其针而候之荣气之分。如此而又不得气，是谓其病终不可治也。篇中前后二气字不同，不可不辨。前言气之来如动脉状，未刺之前，左手所候之气也。后言得气不得气，针下所候之气也。此自两节。周仲立乃云：凡候气，左手宜略重之，候之不得，乃与男则少轻其手，于卫气之分以候之；女则重其手，于荣气之分以候之。如此则既无前后之分，又昧停针待气之道，尚何所据为补泻耶？

一阳曰信其左，左下有许多神会妙处，得气不得气，皆在针下说。男外是阳分，在卫上；女内是阴分，在荣上。

七十九难曰：经言迎而夺之，安得无虚？随而济之，安得无实？虚之与实，若得若失，实之与虚，若有若无。何谓也？

滑氏曰出《灵枢》第一篇。得，求而获也；失，纵也，遗也。其第二篇曰：言实与虚，若有若无者，谓实者有气，虚者无气也。言虚与实，若得若失者，谓补者佖然若有得也，泻者恍然若有失也。即第一篇之义。

然：迎而夺之者，泻其子也。随而济之者，补其母也。

假令心病，泻手心主俞，是谓迎而夺之者也；补手心主井，是谓随而济之者也。

滑氏曰迎而夺之者泻也，随而济之者补也。假令心病，心火也，土为火之子，手心主之俞大陵也。实则泻之，是迎而夺之也。木者火之母，手心主之井中冲也。虚则补之，是随而济之也。迎者，迎于前。随者，随其后。此假心为例，而补泻则云手心主，即《灵枢》所谓少阴无俞者也。当与六十六难并观。

所谓实之与虚者，牢濡之意也。气来实牢者为得，濡虚者为失，故曰若得若失也。

滑氏曰气来实牢濡虚，以随济迎夺而为得失也。前云虚之与实，若得若失；实之与虚，若有若无。此言实之与虚，若得若失。盖得失有无，义实相同，互举之，省文尔。

八十难曰：经言有见如入，有见如出者，何谓也？然：所谓有见如入者，谓左手见气来至乃纳针，针入见气尽乃出针。是谓有见如入，有见如出也。

滑氏曰所谓有见如入，下当欠“有见如出”四字。如读若而。孟子书“望道而未之见”，而读若如，盖通用也。有见而入出者，谓左手按穴，待气来至乃下针，针入候其气应尽而出针也。

一阳曰此又言左手见气来，可见信其左有见如入，全在信其左手指下。有见如出，是右手针下。此见字非眼目之见，乃心融神会，以我之神合彼之神，玄玄微微，心妙神窥。经曰：神乎，神守其门。这门字，神在指下、针下说。

八十一难曰：经言无实实虚虚，损不足而益有余。是寸口脉耶？将病自有虚实耶？其损益奈何？然：是病非谓寸口脉也，谓病自有虚实也，假令肝实而肺虚，肝者木也，肺者金也，金木当更相平，当知金平木。假令肺实而肝虚微少气，用针不补其肝，而反重实其肺，故曰实实虚虚，损不足而益有余。此者中工之所害也。

滑氏曰 “是病”二字，非误即衍。肝实肺虚，金当平木，如七十五难之说。若肺实肝虚，则当抑金而扶木也。用针者，乃不补其肝而反重实其肺，此所谓实其实而虚其虚，损不足而益有余，杀人必矣。中工，中常之工，犹云粗工也。按《难经》八十一篇，篇辞甚简，然而荣卫度数、尺寸位置、阴阳王相、脏腑内外、脉法病能、经络流注、针刺穴俞，莫不该尽，而此篇尤创艾切切，盖不独为用针者之戒，凡为治者，皆所当戒，又绝笔之微意也。於乎！越人当先秦战国时，与《内经》《灵枢》之出不远，必有得以口授面命、传闻晔晔者，故其见之明而言之详，不但如史家所载长桑君之遇也。邵肌乃谓：经之当难者，未必止此八十一条。噫！犹有望于后人欤？

治病针法

六安李氏曾祖，号石磷，仕六安卫千帅，公暇精岐黄业，而留心于针灸焉。见其经书隐秘，理法玄微，诚浩瀚难穷，不便于后学者也。乃于子午八法取六，摽由之旨，著为诗章，以授我先大父（号四一叟），我先大父授我父（号杏庄），我父授予。语约义博，辞典理完，针灸中之捷径者也。予尝诵之，则精微奥妙，固未得其浑融，而阴阳五行之蕴，风寒暑湿之变，一按图而可以识其概矣。予与维扬一阳何公友，何公久得针法之正传，予与公朝夕相论，潜合符节，不敢自私，托一阳公锓梓，与四方同志者共焉。俾我曾祖仁天下、康后世之心，一阳公与予之心，得以绵绵而未泯也。高明君子勿以僭逾见诮，予惟叙其源流云。

时嘉靖己酉中秋旦六安后学李松寿苓友鹤谨著于熙春草堂

曾祖李玉，字成章。祖李春，字时盛。父李知，字哲夫

一阳曰 六十二难至八十一，越人备载用针之法，但世人多不寻绎正经根本上做工夫，只在毫末上说些话头，自为知要，妄谬尊大。有海言：我是天星十一穴，某家传授；我是子午流注，我是捷径八法，某家传授。噫！是何言哉！骗财事小，而阴损人寿元害大。予不得已，又续《针治心法》一册，内采集近理切要者成帙，以便时俗之尚，以资医者之用，于中有心领神会默得旨趣者，自成一家，俾《灵枢》、越人之意，千万世不泯。由粗入精，在兹有径，亦予志道之初心也，不揣谫劣，是为引云。[①]

① 六十二……为引云：原文为小字，今改为大字。后“一阳曰”同。

内关厥阴心包络，交通阴维公孙合，
掌后横纹两筋陷，二寸仰手拳紧搭。

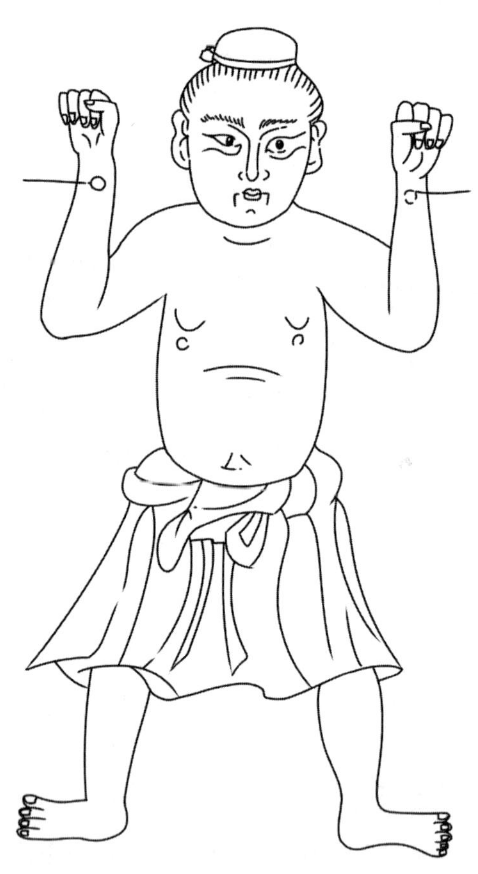

公孙太阴足脾络，交通冲脉内关合，

大指本节后内侧，一寸坐蜷脚合脚。

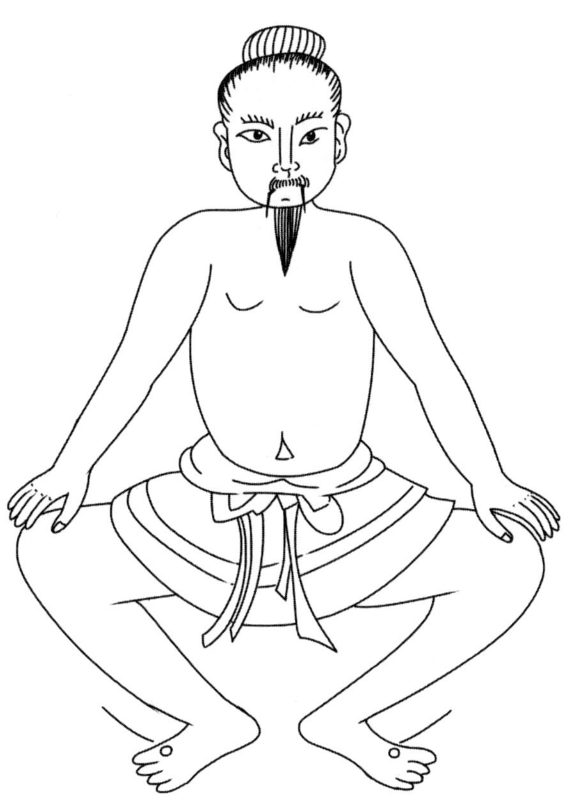

外关少阳三焦络，交通阳维临泣合，
腕后二寸两筋间，稳坐舒手双覆桌。

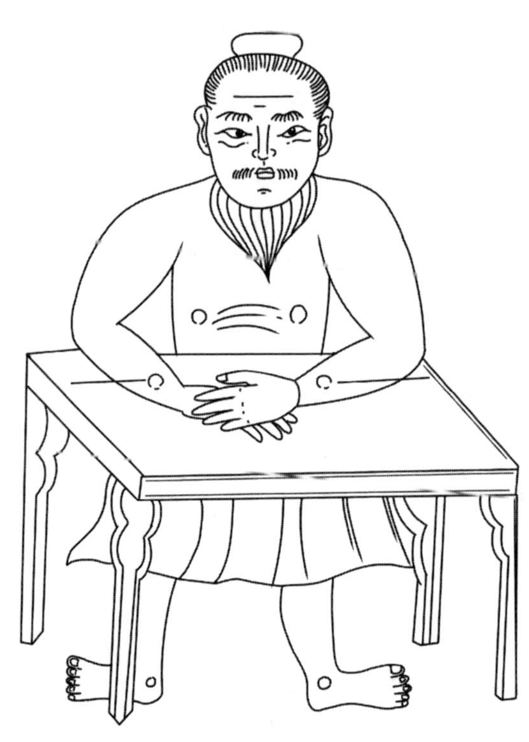

临泣少阳足胆络，交通带脉外关合，
小指次指本节后，寸半陷中平立脚。

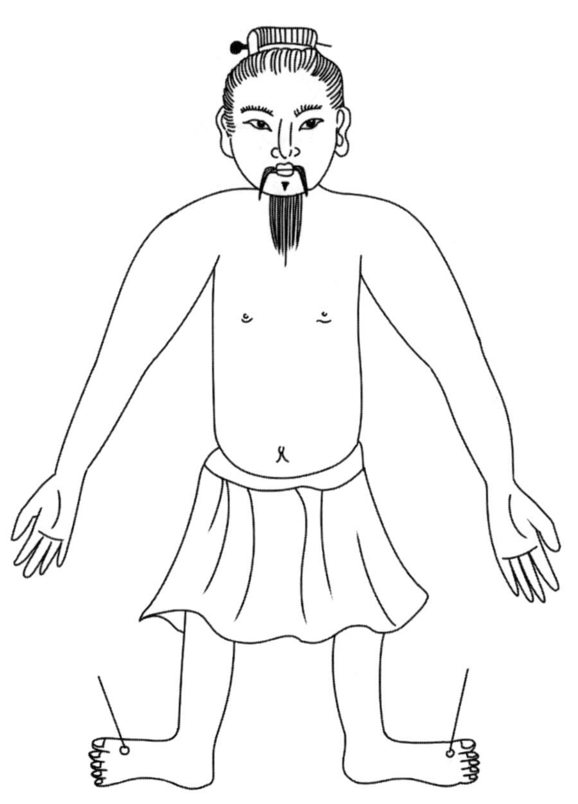

列缺太阴手肺络，交通任脉照海合，

腕后内侧寸半间，叉手食指模摴[①]作。

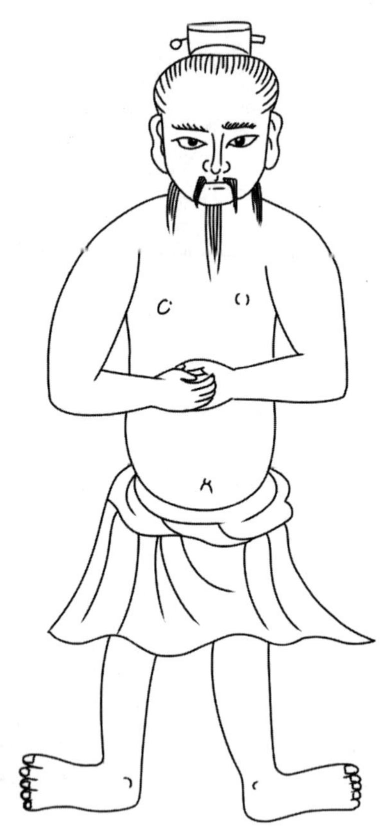

① 摴（chū 出）：摴蒲，古代的一种游戏。

照海少阴足肾络，交通阴跷列缺合，

内踝下容爪甲许，赤白陷中蜷合脚。

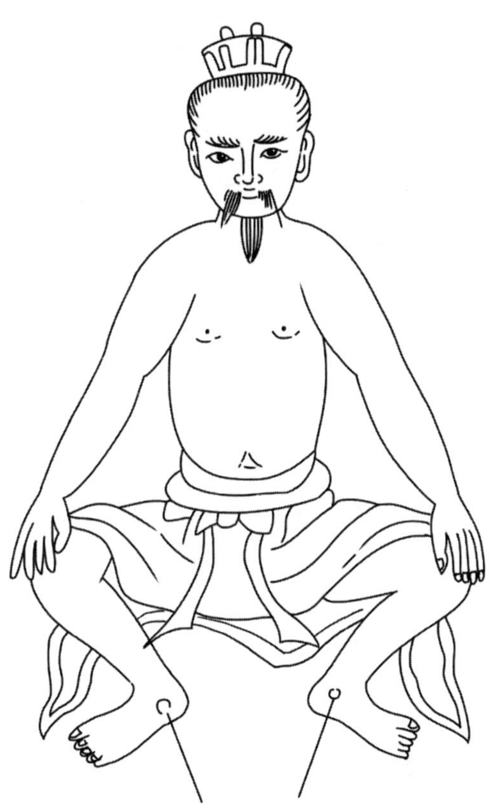

后溪太阳小肠络，交通督脉申脉合，
小指外侧本节后，拳纹尖际陷中着。

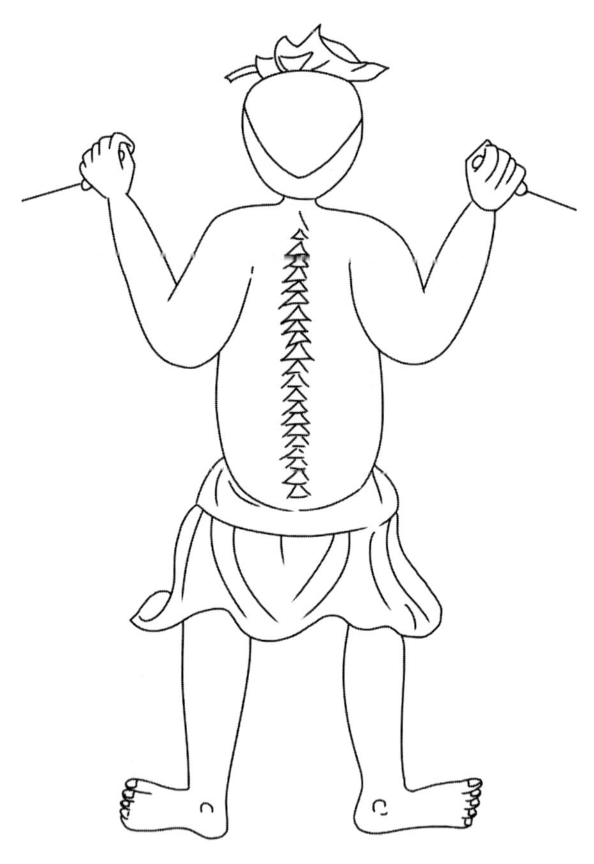

申脉太阳膀胱络，交通阳跷后溪合，

外踝下容爪甲余，赤白肉际坐垂脚。

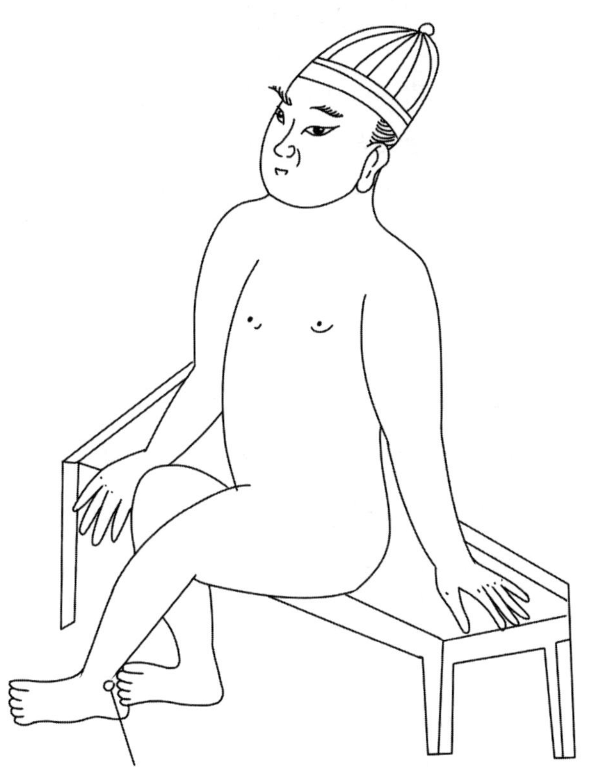

八补泻

阴阳并虚实，子午子母刺，呼吸与提按，迎随转针毕。

阴阳补泻

脏血为阴腑气阳，血荣气卫细消详，
时日逢阳知气旺，属阴时日血荣昌。
子寅辰午申戌字，庚壬甲丙戊皆阳，
丑卯巳未兼酉亥，乙丁辛己癸阴乡。

虚实补泻

实外入兮虚内出，望闻问切得其枢。
健噆热痛有实力，羸嚏麻冷无力虚。
真虚不足当行补，邪实方宜夺泻余。
更究西虚东实义，泻南补北越人殊。

子午补泻

子后为阳午后阴，热因阳动冷阴生。
子初至巳六阳止，午初至亥六阴沉。
一阳已动方施补，阴气才生始泻行。
六阳发表扶阳足，六阴下里助阴平。

子母补泻

补母泻子何经病，金不足兮补土乡。
土虚补火木虚水，水弱稗金火木强。
木实泻火金实水，水余泻木土金当。

火实泻土金生子，生金为母论阴阳。

呼吸补泻

鼻天口地为玄牝，吸凉呼热泄仙机。
天气入收呼地气，热经补法少人知。
地气吸来天气降补法，凉经泻法不须疑。
补退将扪当一吸泻法，泻经摇动一呼宜。

提按补泻

提按二字莫颠行，一三慢急倒颠轮。
补虚轻慢先提一，三按连施手急沉。
三急连提因实泻，一轻慢按不宜深。
急提慢按凉如水，慢提急按热通经。

迎随补泻

迎随逆顺要先知，逆经迎转顺经随。
急夺逆迎原是泻，缓随济补顺经为。
手上三阴胸走手，三阳从手走头眉。
足上三阳头走足，三阴自足走胸回。

转针补泻

左外右内指头移，紧慢上下急留施。
左顺慢转留针补，右逆紧移疾出之。
左内右外上行气，右内左外下行奇。
至紧太过人受痛，极轻不及病难离。

龙虎升腾

气龙血虎要升腾，指头规矩后前分。
前行一转通勿断，后方断退是催行。

苍龙摆尾

苍龙摆尾法幽然，过关走节妙通玄。
轻伏针头须左右盘法，先行此势气周全。

赤风摇头

赤风摇头若橹浮，下行闭上上下求。
各经逆顺须明记，后催血气遍身周。

龙虎交战

真气为阳故号龙，阴血号虎两和通。
气浅血深分逆顺，先九后六一般同。

烧山火

烧山火法譬如珍，顺阳九捻莫加增。
地部分中三出入，出轻入重热如蒸。

透天凉

透天凉法善驱阳，逆阴六捻后神当。
人地部中三出入，入轻出重若冰凉。

子午捣臼

子午捣臼得传稀，子后慢出入沉施。

午后急出当轻入，九出六入有参差。

嘉靖二十八年八月十五日夜月下指授心法：

先三出一入天地，二二出一入天地，共五出二入。

天地人留豆许。

一出一入，一出一入，一出一入，一出一入。

补法

随迎徐疾轻重留深，随迎慢急浅留。

循扪摄按掸努爪切，进伸掸捻，龙虎升腾，苍龙摆尾，赤凤摇头，一提三按，烧山火，子午捣臼，龙虎交战，捻搓出搓入。退留豆许，顺卧，针出，扪。

泻法

迎随疾徐重轻浅疾，迎随急慢深疾。

循扪按摄掸努切爪，进伸捻掸，龙虎升腾，苍龙摆尾，赤凤摇头，三提一按，透天凉，子午捣臼，龙虎交战，捻搓出搓入。退留豆许，迎卧，针摇出。

左手右足三阳，右手左足三阴。食指向前随顺，大指向前逆迎。

右手左足三阳，左手右足三阴。大指向前随顺，食指向前逆迎。

子午流注六十六穴

寅手太阴辛肺传，少商井木大指端；
内侧相去爪甲许，一韭叶后穴初旋。
鱼际荥火手大指，本节陷后内侧里。
散脉中穴接太渊，俞土掌后陷中底。
经渠经金寸脉中，尺泽合水约文止。

卯手阳明大肠庚，金井商阳食指分，内侧去爪角如韭。
二间本节前水荥，三间俞木本节后，歧骨罅原合谷名。
阳溪经火腕之中，侧上两筋间陷存。
曲池合土在肘外，辅骨回肘拱胸平。

辰足阳明戊干胃，大指次指端后背；
去爪甲如韭叶许，土府金井是厉兑。
内庭荥水次指外，陷谷[1]俞木俱陷内；
大指次指本节后，相去二寸内庭锐。
冲阳原附辅骨上，五寸骨间动脉会；
陷谷三寸后点穴，冲脉寸半经火配。
解溪腕上陷中间，三里合土膝下位；
犊鼻去下三寸间，掀外大筋宛宛内。

巳足太阴己土脾，足大指内侧端微；
去爪甲角如韭叶，隐白井水始相随。

---

① 陷谷：原作“陷骨”，据《灵枢·本输》改。后同。

大都荥火本节后，太白俞土核骨垂。
商丘经金踝微前，合水伸足阴陵泉；
膝下内侧辅骨下，以上四穴陷中边。

午手少阴心丁火，井出为初木少冲；
小指内廉侧后去，爪甲角如韭叶终。
少府荥火手小指，本节陷后直劳宫。
神门俞土在掌后，兑骨端上陷之中。
灵道经金亦掌后，相去横纹寸半逢。
少海肘内廉合水，肘内大骨外傍肌；
去肘端后五分许，取法屈指向头知。

未手太阳小肠内，少泽井金小指端；
去爪甲下一分陷，前谷荥水外侧边。
本节前陷连俞木，后溪节后陷中间。
腕骨为原手外侧，腕前起骨下陷看。
阳谷经火手外侧，兑骨向下陷中安。
小海合土在肘内，大骨之外细扪循；
相去肘端五分陷，向头屈手取方真。

申足太阳膀胱壬，金井初开号至阴；
小指外侧去爪甲，角后犹如韭叶形。
通谷[1]荥水足小指，外侧本节前陷里。

---

① 通谷：原作“通骨”，据《灵枢·本输》改。

束骨俞木小指外，侧边本节后陷彼。
京骨过原足外侧，赤白肉际大骨底。
昆仑经火外踝后，脚跟骨上陷缝里。
委中合土腘中央，约纹动脉来应指。

酉足少阴癸水肾，涌泉井木足中心，陷宛屈足卷指取。
然谷荥水内踝邻，前起大骨下陷内。
太溪俞土踝下真，脚跟骨上具动脉。
踝上二寸复溜经，陷中动脉经金穴。
阴谷[①]合水曲膝膑，辅骨之后大筋下，小筋上应手方针。

戌手厥阴心包络，木井中冲中指端，去爪甲如韭叶陷。
劳宫荥火掌纹看，无名指屈动脉是，大陵俞土两筋间。
掌纹陷内接间使，经筋掌后寸该三。
曲泽合水内廉肘，陷中屈肘若弓弯[②]。

亥手少阳三焦井，无名指上关冲金；
端后相去爪甲角，一韭叶后用余针。
液门荥水节前陷，中渚俞木节后间。
阳池原表腕上陷，支沟经火两筋间，腕后三寸两骨陷。
天井合土肘尖边，大骨肘上一寸陷，取法屈肘两筋间。

子足少阳甲木胆，金井窍阴依法取；

---

① 阴谷：原作“阴骨”，据《灵枢·本输》改。
② 弯：原作“湾”，据文义改。

小指次指端向后，去爪甲如韭叶许。

侠溪荥水本节陷，小指次指歧骨[1]间。

临泣俞木去侠溪，同身寸半不须参。

丘墟原外踝前陷，临泣去后寸当三。

阳辅经火外踝上，直上四寸辅骨前。

绝骨端前三分许，相去丘墟七寸边。

阳陵泉合土膝下，外廉一寸陷中间。

丑足厥阴肝木乙，大敦井木大指端；

去爪甲如一韭叶，只向三毛聚处观。

行间荥水大指外，动脉应手陷中安。

太冲俞土大指本，节后二寸脉宜男。[2]

中封经金内踝前，平量一寸莫那偏，仰足取之伸足得。

合水原来是曲泉，膝内骨下大筋上，小筋下屈膝方完。

八作用

医人：	循	扪	撣	努	摄	按	爪	切
针头：	进	退	撣	捻	提	内	撞	搓
病人：	按	跷	扪	摩	屈	伸	导	引

十二经呼吸歌

手三阳经长五尺五六三丈共该呼六百七十五，每九呼过四寸的；

前长定数该若干，百十二半呼同吸。

---

① 骨：原作“首”，据《针灸大成》及文义改。

② 太冲……宜男：原刻为小字，据体例改为大字。

手三阴经三尺五二丈一尺共该呼二百九十四，每七呼过五寸观；
前长定数该若干，四十九呼同吸数。
足三阳经八尺长四丈八尺共该呼一千六百八十，每十四呼四寸量；
前长定数该若干，二百八十呼同详。
足三阴经六尺半三丈九尺共该呼九百三十六，每十二呼五寸断；
前长定数该若干，百五十六呼同算。
以上总三千五百八十五。

九针形制治病歌

镵似巾针寸六制，去来头大末锐利；
今云治病专功效，热在头身泻阳气。
圆似絮针一寸六，筒身卵锋泻气速；
今云治病泻分气，揩摩不得伤肌肉。
鍉针三寸五分记，锋似粟锐按脉治；
今云治病专功效，按脉邪出勿陷气。
锋似絮针寸六拘，筒身锋末刃三隅；
今云治病专功效，痈热去血痼疾除。
铍广二分半四寸，形似剑锋双利刃；
今云治病专功效，痈脓两热火去净。
圆利寸六似毫针，中身微大圆锐精；
今云治病专功效，痈痹暴气可纳深。
毫长三寸六分直，蚊虻喙尖功最急；
今云治病专功效，寒热痛痹平虚实。
长针七寸其针同，身长细薄尖锐锋；
今云治病专功效，能除深邪远痹通。

大针四寸针锋粗，其锋微圆尖挺模；
今云治病专功效，能泻机关水即无。

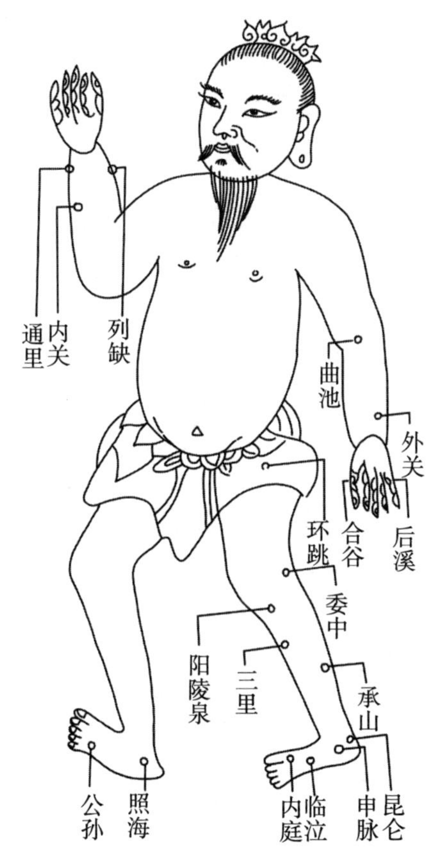

手道

后溪在小指本节后外陷中　合谷名虎口，在手大指交指歧骨罅间陷中　外关腕后二寸陷中　曲池在肘外辅骨屈肘取之　内关在掌后横纹二寸两筋、两骨之间　通里腕后一寸陷中　列缺在腕侧上寸半，食指交头尽处

足道

内庭在足大指、次指本节后　**临泣**足小指、次指本节后间陷中，去侠溪半寸　**承山**在足肚分肉间　**昆仑**在外踝后，跟骨上陷中　**环跳**在髀枢骨中，伸下足，屈上足，取之　**委中**在腘内约纹中　**阳陵泉**膝下一寸骱骨外廉　**三里**在犊鼻下三寸骱骨外廉陷中　**公孙**足大指、本指后内侧一寸　**申脉**在外踝下陷中，容爪甲白肉际　**照海**阴交内踝下，容爪甲

天　突

云门二寸	气户二寸	俞府二寸	璇一寸玑	二寸俞府	二寸气户	二寸云门
中府一寸	库房一寸六分	彧中[①]一寸六分	华一寸盖	一寸六分彧中	一寸六分库房	一寸中府
周容一寸六分	屋翳一寸六分	神藏一寸六分	紫一寸六分宫	一寸六分神藏	一寸六分屋翳	一寸六分周容
胸乡一寸六分	膺窗一寸六分	灵墟一寸六分	玉一寸六分堂	一寸六分灵墟	一寸六分膺窗	一寸六分胸乡
天溪一寸六分	乳中一寸六分	神封一寸六分	膻一寸六分中	一寸六分神封	一寸六分乳中	一寸六分天溪
食窦一寸六分	乳根一寸六分	步廊一寸六分	中一寸六分庭	一寸六分步廊	一寸六分乳根	一寸六分食窦

鸠　蔽骨　**尾**

五分

---

① 彧中：原作“或中”，据《针灸甲乙经》此穴名改。后同。

	期门一寸半	不容一寸半	幽门一寸半	巨一寸阙	一寸半幽门	一寸半不容	一寸半期门	
	日月一寸	承满一寸	通谷一寸	上一寸半脘	一寸通谷	一寸承满	一寸日月	
	腹哀寸半	梁门一寸	阴都一寸	中一寸脘	一寸阴都	一寸梁门	寸半腹哀	
		关门一寸	石关一寸	建一寸里	一寸石关	一寸关门		
章门九寸		太乙一寸	商曲一寸	下一寸脘	一寸商曲	一寸太乙		章门九寸
京门		滑肉门一寸		水一寸分		一寸滑肉门		京门
带脉一寸八	大横三寸半	天枢一寸	肓俞	神一寸脐中阙	肓俞	一寸天枢	三寸半大横	带脉一寸八
五枢三寸	腹结一寸三	外陵一寸	中注一寸	阴一寸交	一寸中注	一寸外陵	一寸三腹结	五枢三寸
		大巨一寸	四满一寸	气五分海 石五分门	一寸四满	一寸大巨		
维道三寸			气穴一寸	关一寸元	一寸气穴			维道三寸
	府舍三寸		大赫一寸	中一寸极	一寸大赫	三寸府舍		
居髎三寸	冲门一寸	水道三寸	横骨一寸	曲一寸骨	一寸横骨	三寸水道	一寸冲门	居髎三寸
				曲骨				
胁堂		归来二寸				二寸归来		胁堂
		气冲一寸				一寸气冲		
				会（两阴间）阴				

人身背后穴俞图

除脊一寸半			○	除脊一寸半		
除脊三寸	大杼	大椎	一	大椎	大杼	除脊三寸
附分	风门	陶道	二	陶道	风门	附分
魄户	肺俞	身柱	三	身柱	肺俞	魄户
膏肓俞	厥阴俞		四		厥阴俞	膏肓俞
神堂	心俞	神道	五	神道	心俞	神堂
谚譆	督俞	灵台	六	灵台	督俞	谚譆
膈关	膈俞	至阳	七	至阳	膈俞	膈关
			八			
魂门	肝俞	筋缩	九	筋缩	肝俞	魂门
阳纲	胆俞		十		胆俞	阳纲
意舍	脾俞	脊中	十一	脊中	脾俞	意舍
胃仓	胃俞	接脊	十二	接脊	胃俞	胃仓
肓门	三焦俞	悬枢	十三	悬枢	三焦俞	肓门
志室	肾俞	命门	十四	命门	肾俞	志室
	气海俞		十五		气海俞	
	大肠俞	阳关	十六	阳关	大肠俞	
	关元俞		十七		关元俞	
	小肠俞		十八		小肠俞	
胞肓	膀胱俞		十九		膀胱俞	胞肓
秩边	中膂俞		二十		中膂俞	秩边
	白环俞	腰俞	廿一	腰俞	白环俞	
	上髎	会阳		会阳	上髎	
	次髎		长强		次髎	
	中髎				中髎	
	下髎				下髎	

前后子午尺寸歌

龈交唇内龈缝间，兑端正在唇中央。

水沟鼻下沟内索，素髎宜向鼻端详。

头行北高面南下，先以前后发际量。
分为一尺有二寸，发上五分神庭当。
庭上五分上星位，囟会星上一寸强。
上至前顶一寸半，寸半百会居中央。
神聪百会四面取，各开一寸风痫主。
后顶强间脑户三，相去各是一寸五。
后发五分定哑门，门上五分定风府。
上有大椎下尾骶，分为二十有一椎。
古来自有折量法，《灵枢》凛凛不可欺。
九寸八分分之七，上之气节如是推。
大椎第一节上是，二椎节下陶道知。
身柱第三椎节下，神道第五无足疑。
灵台第六至阳七，筋缩第九椎下思。
脊中接脊十一是，悬枢十三次属累。
阳关十六椎下看，二十一下腰俞窥。
其下再有长强穴，请君逐一细寻之。
中间七节长二分，命门十四前平脐。
二尺一寸一分四，后有窑户宜审思。
下此是名下七节，一寸二分为六厘。

男子向前为补退后为泻，女子反之。

男子阳经要补阴经要泻，女子反之。

男子先针阳经，后针阴经，不可并针，恐气血相斗发胀故也。女子先针阴经，后针阳经，不可并针，恐气血相斗发胀故也。男子看他血气俱虚者，用平补平泻之法，不论阴经全要泻。女子亦然。先补，退后三转针；后泻，向前三转针，是谓平补。平泻，乃为先补，向前三转针；后泻，退后三转针，是谓平补平泻也。亦不论男子阳经全要补，阴经全要泻，俱要先补，向前三转针；退后为泻，三转针，是谓平补平泻也，明矣。

男子看他壮盛者，阳经也。要泻阴经亦要泻，不可用补。针全在活法，看人血盛也。提针者，弹引其气也。

男子看他虚弱之人，阴经也。要补阳经亦要补，不可用泻。针全在活法，看人女子虚弱亦然。

女子看他壮盛，阴经也。要泻阳经亦要泻，不可俱用补针。

督脉属阳，背后、大指向前为补。

任脉属阴，面前、人指向前为泻。

针男子右手、左足三阳经，以我大指向前为补。

针男子左手、右足三阳经，以我大指退后为补。

针男子右手、左足三阴经，以我大指退后为补。

针男子左手、右足三阴经，以我大指向前为补。

针女子补泻反之。

凡补泻，顺吾之手而行补泻。

手三阴经、足三阳经补泻迎随两款载详。

针男子，当子后，大指向前为补，大指退后为泻。

针女子，子后反之。

针男子，当午后，大指退后为补，大指向前为泻。

针女子，午后反之，不用呼吸之法。

凡气未至先要搓那补其气，使气至，然后看病，行补泻之法。针之中间只管搓那，如杨柳随风之状，到搓那尽头，始或用其补、或用其泻。

八穴主治病证与诸书同

公孙二穴，通冲脉，脾之经，在足大指内侧本节后一寸陷中。令病人坐，合两掌相对取之。主治三十一证，凡治后证，必先取公孙为主，吹取各穴应之。

九种心疼，一切冷气：大陵二穴　中脘一穴　隐白二穴

痰膈涎闷，胸中隐痛：劳宫二穴　膻中一穴　间使二穴

脐腹胀满，气不消化：天枢二穴　水分一穴　内庭二穴

胁肋下痛，起止艰难：支沟二穴　章门二穴　阳陵泉二穴

泄泻不止，里急后重：下脘一穴　天枢二穴　照海二穴

胸中刺痛，隐隐不乐：内关二穴　大陵一穴　彧中二穴

两胁胀满，气攻疼痛：阳陵泉穴　章门二穴　绝骨二穴一名悬钟

中满不快，翻胃吐食：中脘一穴　太白二穴　中魁二穴一名阳溪

气膈五噎，饮食不下：膻中一穴　三里二穴　太白二穴

胃脘停痰，口吐清水：巨阙一穴　厉兑二穴　中脘一穴

中脘停食，痛刺不已：解溪二穴　三里二穴　太仓一穴一名中脘穴

呕吐痰涎，眩晕不已：丰隆二穴　中魁二穴　膻中一穴

心疟，令人心内怔忡：神门二穴　心俞二穴　百劳一穴即大椎[①]穴

肝疟，令人气色苍苍，恶寒发热：中封二穴　肝俞二穴　绝骨二穴

脾疟，令人怕寒，腹中痛：商丘二穴　脾俞二穴　三里二穴

肺疟，令人心寒，怕惊：列缺二穴　肺俞二穴　合谷二穴

---

① 椎：原形误为“推”，据文义改。

肾疟，令人洒淅热，腰脊强痛：大钟二穴　肾俞二穴　申脉二穴

疟疾，大热不退：间使二穴　百劳一穴　绝骨一穴

疟疾，先寒后热：后溪二穴　曲池二穴　劳宫二穴

疟疾，先热后寒：曲池二穴　百劳一穴　绝骨二穴

疟疾，心胸疼痛：内关二穴　上脘一穴　大陵二穴

疟疾，头痛眩晕，吐痰不已：合谷二穴　中脘一穴　列缺二穴

疟疾，骨节酸痛：魄户二穴　百劳一穴　然谷二穴

疟疾，口渴不已：关冲二穴　人中一穴　间使二穴

胃疟，令人善饥，而不能食：厉兑二穴　胃俞二穴　大都二穴

胆疟，令人恶寒，怕惊，睡卧不安：临泣二穴　胆俞二穴　期门二穴

黄汗疸，四肢俱肿，汗出染衣：至阳一穴　百劳一穴　腕骨二穴　中脘一穴　三里二穴

黄疸，遍身皮肤黄及面目、小便俱黄：脾俞二穴　隐白二穴　百劳一穴　至阳一穴　三里二穴　腕骨二穴

谷疸，食毕则头眩，心中怫郁，遍体发黄：胃俞二穴　内庭二穴　至阳一穴　三里二穴　腕骨二穴　阳谷二穴

酒疸，身目俱黄，心中俱痛，面发赤斑，小便赤黄：胆俞二穴　至阳一穴　委中一穴　腕骨二穴

女劳疸，身目俱黄，发热恶寒，小便不利：关元一穴　肾俞二穴　然谷二穴　至阳一穴

内关二穴，阴维脉心包络之经，在掌后二寸两筋之间陷中。患人稳坐仰手取之。主治二十五证：

中满不快，胃脘伤寒：中脘一穴　大陵二穴　三里二穴

中焦痞满，两胁刺痛：支沟二穴　章门二穴　膻中一穴

脾胃虚冷，呕吐不已：内庭二穴　中脘一穴　气海一穴　公孙二穴

脾胃气虚，心腹胀满：太白二穴　三里二穴　气海一穴　水分一穴

胁肋下疼，心腹刺痛：气海一穴　行间二穴　阳陵泉二穴

痞块不散，心中闷痛：大陵二穴　中脘一穴　三阴交二穴

食癥不散，人渐羸[①]瘦：腕骨二穴　脾俞二穴　公孙二穴

食积血瘕，腹中隐痛：胃俞二穴　行间二穴　气海一穴

五积气块，血积血癖：膈俞二穴　肝俞二穴　大敦二穴　照海二穴

脏腑虚冷，两胁疼痛：支沟二穴　建里一穴　章门二穴　阳陵泉二穴

风壅气滞，心腹刺痛：风门二穴　膻中一穴　劳宫二穴　三里二穴

大肠虚冷，脱肛不收：百会一穴　命门一穴　长强一穴　承山二穴

大便艰难，用力脱肛：照海二穴　百会一穴　支沟二穴

脏毒肿痛，便血不止：承山二穴　肝俞二穴　膈俞二穴　长强一穴

五种痔疾，攻痛不已：合阳二穴　长强一穴　承山二穴

五痫等证，口中吐沫：后溪二穴　神门二穴　心俞二穴　鬼眼四穴

---

① 羸：原形误为“赢”，据文义改。

心性呆痴，悲泣不已：通里二穴　后溪二穴　神门二穴　大钟二穴

心惊发狂，不识亲疏：少冲二穴　心俞二穴　中脘一穴　十宣十穴

健忘[1]易失，言语不记：心俞二穴　通里二穴　少冲二穴

心气虚损，或歌或笑：灵道二穴　心俞二穴　通里二穴

心中惊悸，言语错乱：少海二穴　少府二穴　心俞二穴　后溪二穴

心中虚惕，神思不安：乳根二穴　通里二穴　胆俞二穴　心俞二穴

心惊中风，不省人事：中冲二穴　百会一穴　大敦二穴

心脏诸虚，心怔惊悸：阴郄二穴　心俞二穴　通里二穴

心虚胆寒，四体颤悼：胆俞二穴　通里二穴　临泣二穴

临泣二穴，通带脉，胆之经，在足小指、次指间，去侠溪一寸五分。令患者垂足取之。主治二十五证：

足趺肿痛，久不能消：行间二穴　太溪二穴　申脉二穴

手足麻痹，不知痒痛：太冲二穴　曲池二穴　大陵二穴　合谷二穴　三里二穴　中渚二穴

两足颤悼，不能行步：太冲二穴　昆仑二穴　阳陵泉二穴

两手颤悼，不能握物：曲泽二穴　腕骨二穴　合谷二穴　中渚二穴

足指拘挛，筋紧不开：坵墟二穴　公孙二穴　阳陵泉二穴

手指拘挛，伸缩疼痛：尺泽二穴　阳溪二穴　中渚二穴　五虎二穴

① 忘：原形误为“忌”，据文义改。

足痓[①]下发热，名曰湿热：涌泉二穴　京骨二穴　然谷二穴

足外踝红肿，名曰穿踭风：昆仑二穴　丘墟二穴　照海二穴

足跌发热，五指节痛：冲阳二穴　侠溪二穴　十宣十穴

两手发热，五指疼痛：阳池二穴　液门二穴　合谷二穴

两膝红肿疼痛，名曰鹤膝风：膝关二穴　行间二穴　鹤顶二穴　阳陵泉二穴

手腕起骨疼痛，名曰绕踝风：太渊二穴　腕骨二穴　大陵二穴

腰胯疼痛，名曰寒疝：五枢二穴　委中二穴　三阴交二穴

臂膊痛连肩背：肩井二穴　曲池二穴　中渚二穴

腿胯疼痛，名曰腿股风：环跳二穴　委中二穴　阳陵泉二穴

白虎历节风疼痛：肩井二穴　三里二穴　曲池二穴　委中二穴　合谷二穴　行间二穴　天应穴遇痛处针，弹努出血

走之风，游走四肢疼痛：天应之穴　曲池二穴　三里二穴　委中二穴

浮风，浑身搔痒：百会一穴　太阳紫脉　百劳一穴　命门一穴　风市二穴　绝骨二穴　水分一穴　气海一穴　血海二穴　委中二穴　曲池二穴

头项红肿强痛：承浆一穴　风池二穴　肩井二穴　风府一穴

肾虚腰痛，举动艰难：肾俞二穴　脊中一穴　委中二穴

---

① 痓：据文义似当作“胫”。

闪挫腰痛，起止艰难：脊中一穴　腰俞二穴　肾俞二穴　委中二穴

虚损湿滞腰痛，行动无力：脊中一穴　肾俞二穴　委中二穴

诸虚百损，四肢无力：膏肓二穴　百劳一穴　心俞二穴　肾俞二穴　三里二穴　关元一穴

胁下肝积，气块刺痛：章门二穴　支沟二穴　阳陵泉二穴

肾急坚痛，胸胀胁痛：中脘一穴　大陵二穴　支沟二穴

外关二穴，阳维脉，三焦之经，在手背腕后二寸陷中。令患人稳坐覆手取之。主治二十七证：

肩膊红肿，肢节疼痛：肘髎二穴　肩髃二穴　腕骨二穴

足内踝骨红肿疼痛，名曰绕踝风：侠溪二穴　丘墟二穴　临泣二穴　昆仑二穴

手指节痛，不能伸屈：阳谷二穴　五虎二穴　腕骨二穴　合谷二穴

足指节痛，不能行步：内庭二穴　太冲二穴　昆仑二穴

五脏结热，吐血不已，取五脏俞穴并血会治之：心俞二穴　肝俞二穴　脾俞二穴　肺俞二穴　肾俞二穴　膈俞二穴

六腑结热血，妄行不已，取六腑俞穴并血会治之：胆俞二穴　胃俞二穴　小肠俞二穴　大肠俞穴　膀胱俞穴　三焦俞穴　膈俞二穴

鼻衄不止，名血妄行：少泽二穴　心俞二穴　膈俞二穴　涌泉二穴

吐血昏晕，不省人事：肝俞二穴　膈俞二穴　通里二穴　大敦二穴

虚损气逆，吐血不已：膏肓二穴　膈俞二穴　丹田一穴

肝俞二穴

吐血衄血，阳乘于阴，血热妄行：中冲二穴　肝俞二穴　膈俞二穴　通里二穴　三阴交二穴

血寒亦吐，阴乘于阳，名心肺二经呕血：少商二穴　心俞二穴　神门二穴　肺俞二穴　膈俞二穴　三阴交二穴

舌强难言，及生白苔：关冲二穴　中冲二穴　承浆一穴　廉泉一穴

重舌肿胀，热极难言：十宣十穴　海泉一穴在舌底中　金津一穴在舌下左边　玉液一穴在舌下右边

口内生疮，名曰枯曹风：兑端一穴　支沟二穴　承浆一穴　十宣十穴

舌吐不收，名曰阳强：涌泉二穴　兑端一穴　少冲二穴　神门二穴

舌缩不能言，名曰阴强：心俞二穴　膻中一穴　海泉一穴在舌底中

唇吻裂破，血出干痛：承浆一穴　少商二穴　关冲二穴

项生瘰疬，绕颈起核，名曰蟠蛇疬：天井二穴　风池二穴　肘尖二穴　缺盆二穴　十宣十穴

瘰疬延生胸前连腋下者，名曰瓜藤疬：肩井二穴　膻中二穴　大陵二穴　支沟二穴　阳陵泉二穴

左耳根肿核者，名曰惠袋疬：翳风二穴　后溪二穴　肘尖二穴

右耳根肿核者，名曰蜂窠疬：翳风二穴　颊车二穴　后溪二穴　合谷二穴

耳根红肿痛：合谷二穴　翳风二穴　颊车二穴

颈项红肿不消，名曰项疽：风府一穴　肩井二穴　承浆

一穴

目生翳膜，隐涩难开：睛明二穴　合谷二穴　鱼尾二穴在肩外头　肝俞二穴

风沿烂眼，迎风冷泪：攒竹二穴　丝竹空穴　小骨空穴在手小指第二节尖上　二间二穴

目风肿痛，胬肉攀睛：和髎二穴　睛明二穴　攒竹二穴　肝俞二穴　委中二穴　合谷二穴　肘尖二穴

目暴赤肿疼痛：攒竹二穴　合谷二穴　迎香二穴

后溪二穴，通督脉，小肠之经，在手小指本节后握拳尖上是穴。令疾者仰手握拳取之。主治二十二证：

手足挛急屈伸艰难：三里二穴　曲池二穴　尺泽二穴　合谷二穴　行间二穴　阳陵泉二穴

手足俱颤，不能行步、握物：阳溪二穴　曲池二穴　腕骨二穴　阳陵泉二穴　绝骨二穴　公孙二穴　太冲二穴

颈顶强痛不能回顾：承浆一穴　风池二穴　风府一穴

两腮颊痛红肿：大迎二穴　颊车二穴　合谷二穴

咽喉闭塞，水粒不下：天突一穴　商阳二穴　照海二穴　十宣十穴

双鹅风，喉闭不通，此乃心、肺二经热：少商二穴　金津一穴　玉液一穴　十宣十穴

单鹅风，喉中肿痛，此乃肺、三焦经热：关冲二穴　天突一穴　合谷二穴　照海二穴　列缺二穴　十宣十穴

牙齿两颔肿痛：人中一穴　合谷二穴　吕细[1]二穴即太溪穴也

---

① 吕细：穴位名。据《针灸聚英》即太溪。

上片牙疼及牙关紧急不开：太渊二穴　颊车二穴　合谷二穴　吕细二穴

中片牙疼及颊颔红肿痛：阳溪二穴　承浆二穴　颊车二穴　太溪二穴

耳聋气痞、疼痛：听会二穴　肾俞二穴　三里二穴　翳风二穴

耳内或鸣、或痒、或痛：客主人穴　合谷二穴　听会二穴

雷头风晕，呕吐痰涎：百会一穴　中脘一穴　太渊二穴　风门二穴

肾虚头痛，头重不举：肾俞二穴　百会一穴　太溪二穴　列缺二穴

肝厥头晕及头目昏沉：大敦二穴　肝俞二穴　百会一穴

头顶痛，名曰正头风：上星一穴　百会一穴　脑空一穴　涌泉二穴　合谷二穴

偏正头风及两额角痛：头临泣穴　丝竹空穴　太阳紫脉　列缺二穴　合谷二穴

两眉角痛不已：攒竹二穴　阳白二穴　合谷二穴　头维二穴　印堂一穴在两眉中间

头目昏沉，太阳痛：合谷二穴　太阳紫脉　头缝二穴在额角发尖处

头顶拘急，引肩背痛：承浆一穴　百会一穴　肩井二穴　中渚二穴

醉头风，呕吐不止，恶闻人言：涌泉二穴　列缺二穴　百劳一穴　合谷二穴

眼赤痛冲风泪下不已：攒竹二穴　合谷二穴　小骨空穴　临泣二穴

破伤风，因他事搐发，浑身发血热、癫狂：大敦二穴　合谷二穴　行间二穴　十宣十穴　太阳紫脉宜锋针出血

申脉一穴，阳跷脉，膀胱之经，在足外踝下微前赤白肉际是穴。主治二十五证：

腰臂强不可俯仰：腰俞二穴　膏肓二穴　委中二穴决紫脉出血

肢节烦痛牵引腰脚疼：肩髃二穴　曲池二穴　昆仑二穴　阳陵泉二穴

中风不省人事：中冲二穴　百会一穴　印堂一穴　大敦二穴

中风不语：少商二穴　前顶一穴　膻中一穴　人中一穴　合谷二穴　哑门二穴

中风半身瘫痪：曲池二穴　肩髃二穴　三里二穴　阳陵泉二穴

中风偏枯，半身不遂：手三里穴　腕骨二穴　合谷二穴　绝骨二穴　行间二穴　风市二穴　三阴交二穴

中风偏枯，疼痛无时：绝骨二穴　太渊二穴　曲池二穴　肩髃二穴　三里二穴　昆仑二穴

中风四肢麻痹不仁：肘髎二穴　上廉二穴　鱼际二穴　风市二穴　膝关二穴　三阴交二穴

中风手足瘙痒不能握物：臑会二穴　腕骨二穴　合谷二穴　行间二穴　风市二穴　阳陵泉二穴

中风口眼㖞斜，牵连不已：颊车二穴针入一分，沿大迎，下地仓穴，㖞左泻右，㖞右泻左，可灸二十壮　人中一穴　合谷二穴　太渊二穴　瞳子髎二穴　十宣十穴

中风角弓反张，眼目盲视：百会一穴　百劳一穴　合谷二

穴　曲池二穴　行间二穴　十宣十穴　阳陵泉二穴

中风口噤不开言语：地仓二穴针透颊车二穴　人中一穴　合谷二穴

夫中风有五不治：开口闭眼、散手、遗尿、喉中雷鸣、鼾睡，恶候也；且中风者为百病之长，至其变化各不同焉，或中于脏，或中于腑，或痰、或气、或怒、或喜，随其隙而成害也。中于脏者，则令人不省人事，痰涎上壅，喉中雷鸣，四肢瘫痪，不知疼痛，语言蹇涩，故难治也。中于腑者，则令人半身不遂，口眼㖞斜，知疼痛，能言语，形色不变，故易治也。治之先于视色脉分虚实，其中五脏六腑形证各有名，必细察其源而体天时人事，爪刺之无不效也。

一肝中之状：无汗，恶寒，其色青，名曰怒中；

二心中之状：多汗，怕惊，其色赤，名曰思虑中；

三脾中之状：多汗，身热，其色黄，名曰喜中；

四肺中之状：多汗，恶风，其色白，名曰气中；

五肾中之状：多汗，身冷，其色黑，名曰气劳中；

六胃中之状：饮食不下，痰涎上壅，其色淡黄，名曰食后中；

七胆中之状：眼目牵连，鼾睡不醒，其色绿，名曰惊中。

腰脊项背疼痛：肾俞二穴　人中一穴　肩井二穴　委中二穴

腰疼头项强不得回顾：承浆一穴　腰俞二穴　肾俞二穴　委中二穴

腰痛起止艰难：然谷二穴　膏肓二穴　肾俞二穴　委中二穴

足背生毒，名曰发背：内庭二穴　侠溪二穴　行间二穴

委中二穴

手背生毒，名曰附筋发背：液门二穴　中渚二穴　合谷二穴　外关二穴

手臂背生毒，名曰附骨疽：天府二穴　曲池二穴　合谷二穴　委中二穴　十宣十穴锋针出血

臂尖生毒，名曰臂疽：白环俞穴　天应二穴　太溪二穴　委中二穴

发背膏肩两旁，名曰搽手疽：膏肓二穴　肩井二穴　中渚二穴　委中二穴　至阴二穴　十宣十穴

发背与脐相平，名曰肾疽：三焦俞穴　白环俞穴　委中二穴　大溪二穴　至阴二穴

颐鬓后三分生毒，名曰发鬓疽：头维二穴　丝竹空穴　合谷二穴　太溪二穴　委中二穴　太阳紫脉上出血

正项上生毒，名曰对口疽：强间一穴　百劳一穴　天窗二穴　委中二穴

头顶生毒，名曰脑疽，此证难治：内迎香穴　委中二穴　十宣十穴　气海一穴　三里二穴

此证洪处士用盐泥作饭，放疽顶上，可灸二七壮。处士曰：一切发痈疽等毒，除脑疽、发颐、对口疽，此三证难治，虽骑竹马法灸，亦有少效，其余诸毒，但依前法治之，无不愈矣。

照海二穴，阴跷脉，肾之经，在足内踝下微前赤白肉际陷中是穴。主治三十证：

小便淋沥不通：阴陵泉二穴　三阴交二穴　关冲二穴　阴谷二穴

小腹冷痛，小便频数：气海一穴　关元一穴　三阴交二穴　肾俞二穴

膀胱七疝、贲豚等证：大敦二穴　阑门二穴在曲骨两旁各三寸脉上是穴　丹田一穴　涌泉二穴　章门二穴　大陵二穴　三阴交二穴

偏坠木肾肿大如升：大敦二穴　曲泉二穴　然谷二穴　三阴交二穴　归来二穴　阑门二穴　膀胱俞穴　肾俞二穴　足第二指下横纹可灸七壮

乳弦疝气，发时冲心痛：带脉二穴　涌泉二穴　太溪二穴　大敦二穴

小便淋血不止，阴气痛：阴谷二穴　涌泉二穴　三阴交穴

遗精白浊，小便频数：关元一穴　白环俞穴　太溪二穴　三阴交穴

夜梦鬼交，遗精不禁：中极一穴　膏肓二穴　心俞二穴　然谷二穴　肾俞二穴

妇人难产，子掬母心不能下：巨阙一穴　合谷二穴　三阴交穴　至阴二穴

女人大便不通：公孙二穴　支沟二穴　合谷二穴　三里二穴

女人小便不通：申脉[①]二穴　阴陵泉穴　三阴交穴　太溪一穴

妇人产后脐腹痛恶露不已：水分一穴　关元一穴　膏肓二穴　三阴交穴

妇人脾气血蛊、水蛊、气蛊、石蛊：膻中一穴　水分一穴　关元一穴　气海一穴　三里二穴　行间二穴治血　太溪二穴治水　公孙二穴治气　内庭二穴治石　支沟二穴　三阴交穴

---

① 申脉：原作“中脉”，而中脉只有一穴，据文义改。

女人血分单腹气喘：下脘一穴　膻中一穴　气海一穴　三里二穴　行间二穴

女人血气劳倦，五心烦热，肢体皆痛，头目昏沉：百会一穴　曲池二穴　膏肓二穴　合谷二穴　绝骨二穴　肾俞二穴

老人虚损，手足转筋，不能举动：承山二穴　阳陵泉穴　临泣二穴　太冲二穴　尺泽二穴　合谷二穴

霍乱吐泻，手足转筋：京骨二穴　三里二穴　承山二穴　曲池二穴　腕骨二穴　尺泽二穴　阳陵泉二穴

寒湿脚气，发热大痛：太冲二穴　委中二穴　三阴交二穴

肾虚脚气红肿，大热不退：气冲二穴　血海二穴　太溪二穴　公孙二穴　委中二穴　三阴交二穴

干脚气，膝头并内踝及五指疼痛：膝关二穴　昆仑二穴　绝骨二穴　委中二穴　阳陵泉穴　三阴交二穴

浑身胀满，浮肿生水：气海一穴　三里二穴　曲池二穴　合谷二穴　内庭二穴　行间二穴　三阴交二穴

单腹蛊胀，气喘不息：膻中一穴　气海一穴　水分一穴　行间二穴　三里二穴　三阴交二穴

心腹胀大如盆：中脘一穴　膻中一穴　水分一穴　行间二穴　三阴交二穴

四肢、面目浮肿大不退：人中一穴　合谷二穴　三里二穴　临泣二穴　曲池二穴　三阴交二穴

妇人虚损形瘦，赤白带下：百劳一穴　肾俞二穴　关元一穴　三阴交二穴

女子子宫久冷，不受胎孕：中极一穴　子宫二穴在中极两旁各三寸　三阴交二穴

女子经水正行，头晕小腹痛：阴交二穴　内庭二穴　合谷

二穴

室女月水不调，脐腹攻痛：天枢二穴　气海一穴　三阴交二穴

室女月水不调，淋沥不断，脐腹疼痛：肾俞二穴　关元一穴　三阴交二穴

妇人产难，不能分娩：三阴交穴　合谷二穴　独阴二穴即至阴穴，灸效[①]。两手交叉[②]

列缺二穴，通任脉肺之经，在手上腕后一寸五分，以两盐指头尽处是穴，两筋间。主治三十三证：

腹中寒痛，泄泻不止：天枢二穴　中脘一穴　关元一穴　三阴交二穴

妇人血积痛，败血不已：肝俞二穴　肾俞二穴　膈俞二穴　三阴交二穴

咳嗽寒痰，胸膈闭痛：肺俞二穴　膻中一穴　三里二穴

久嗽不愈，咳唾血痰：风门二穴　膻中一穴　太渊二穴

齁喘气促，痰气壅盛：丰隆二穴　膻中一穴　俞府二穴　三里二穴

齁喘胸膈急痛：彧中二穴　天突一穴　肺俞二穴　三里二穴

吼喘气满，肺胀不得卧：俞府二穴　风门二穴　太渊二穴　膻中一穴　中府二穴　三里二穴

鼻塞不知香臭：迎香二穴　上星一穴　风门二穴

鼻流清涕，腠理不密，喷嚏不止：神庭一穴　肺俞二穴　太渊二穴　三里二穴

---

① 效：原作“郊”，据《针灸大成》及文义改。

② 两手交叉：疑为错简。

鼻流浊涕臭，名曰鼻渊：迎香二穴　上星一穴　风门二穴　百会一穴　曲差二穴

鼻生息肉，闭塞不通：迎香二穴　上星一穴　风门二穴　印堂一穴

伤风面赤，发热头痛：通里二穴　曲池二穴　绝骨二穴　合谷二穴

伤风感寒，咳嗽喘满：膻中一穴　风门二穴　合谷二穴　风府一穴

伤风，四肢烦热，头痛：玉液一穴　地仓二穴　迎香二穴

口气冲人，臭不可近：少冲二穴　通里二穴　人中一穴　十宣十穴　金津一穴　玉液一穴

冒暑大热，霍乱吐泻：委中二穴　百劳一穴　中脘一穴　曲池二穴　十宣十穴　三里二穴　合谷二穴

中暑内热，小便不利：阴谷二穴　百劳一穴　中脘一穴　委中二穴　气海一穴　阳陵泉二穴

小儿急惊风，手足搐搦：印堂一穴　百会一穴　人中一穴　中冲二穴　大敦二穴　太冲二穴　合谷二穴

小儿慢脾风，目直视，手足厥，口吐沫：百会一穴　上星一穴　人中一穴　大敦二穴　脾俞二穴

消渴等证：三消，其证不同。上消属肺，多饮水而少食，大小便如常。中消属胃，多饮食而小便赤黄。下消属肾，小便浊淋如膏。

一阳曰三消之治不同，诸贤俱载方治，惟东垣据经分证，而条陈甚详。

人中一穴　公孙二穴　脾俞二穴　中脘一穴　关冲二穴

照海二穴肺消　三里二穴胃消　太溪二穴肾消

黑痧[①]，腹痛头疼，发热恶寒，腰背强痛，不得睡卧：百劳一穴　天府二穴　委中二穴　十宣十穴

白痧，腹痛吐泄，四肢厥冷，十指甲黑，不得睡卧：大陵二穴　百劳一穴　大敦二穴　十宣十穴

一阳曰针法肇自古经，近铜人为的，桑君、思邈、丹阳，率由神也，李氏融焉。学者笃贯《资生》《流注》《指微》《通玄》《灵光》遗文绪意，入神之奥得矣。

《九针十二原》天人心法

一阳曰昔帝庇福蒸[②]民，谓：治疾勿用药饵砭石，欲以微针通其经脉，调其血气，营其逆顺出入之会，令可传于后世，必明为之法令，终而不灭，久而不绝，易用难忘，为之经纪。异其章，别其表里，为之终始。令各有形，先立《针经》，愿闻其情。岐对：以推而次之，令有纲纪，始于一，终于九焉。其小针之要，易陈而难入。粗守形，上守神，神乎神，客在门。未睹其疾，恶知其原？刺之微，在速迟。粗守关，上守机，机之动，不离其空。空中之机，清静而微。其来不可逢，其往不可追。知机之道者，不可挂以发；不知机道，叩之不发。知其往来，要与之期。粗之暗乎，妙哉！工独有之。往者为逆，来者为顺。明知逆顺，正行无问。迎而夺之，恶得无虚。追而济之，恶得无实。迎之随之，以意和之，针道毕矣。凡用针者，虚则实之，满则泄之，宛陈则除之，邪胜则虚之。《大要》曰：

① 痧：原作“砂”，据《针灸大成》及文义改。后同。

② 蒸：原作“丞”，据文义改。

徐而疾则实，疾而徐则虚。言实与虚，若有若无。察后与先，若存若亡。为虚与实，若得若失。虚实之要，九针最妙。补泻之时，以针为之。泻曰必持纳之，放而出之，排阳得针，邪气得泄。按而引针，是谓内温，血不得散，气不得出也。补曰随之，随之意若妄之，若行若按，如蚊虻止，如留如还，去如弦绝。令左属右，其气故止，外门已闭，中气乃实，必无留血，急取诛之。持针之道，坚者为实。正指直刺，无针左右。神在秋毫，属意病者，审视血脉者，刺之无殆。方刺之时，必在悬阳，及与两卫，神属勿去，知病存亡。血脉者，在腧横居，视之独澄，切之独坚。

九针之名，各不同形。一曰镵针，长一寸六分。二曰员针，长一寸六分。三曰鍉针，长三寸半。四曰锋针，长一寸六分。五曰铍针，长四寸，广二分半。六曰员利针，长一寸六分。七曰毫针，长三寸六分。八曰长针，长七寸。九曰大针，长四寸。镵针者，头大末锐，去泻阳气。员针者，针如卵形，揩摩分间，不得伤肌肉，以泻分气。鍉针者，锋如黍粟之锐，主按脉勿陷，以致其气。锋针者，刃三隅，以发痼疾。铍针者，末如剑锋，以取大脓。员利针者，大如牦，且员且锐，中身微大，以取暴气。毫针者，尖如蚊虻喙，静以徐往，微以久留之而养，以取痛痹。长针者，锋利身薄，可以取远痹。大针者，尖如挺，其锋微员以泻机关之水也。九针毕矣。

夫气之在脉也，邪气在上，浊气在中，清气在下。故针陷脉则邪气出，针中脉则浊气出，针大深则邪气反沉，病益。故曰皮肉筋脉，各有所处，病各有所宜，各不同形，各以任其所宜。无实无虚，损不足而益有余，是谓甚病。病益甚，取五脉者死，取三脉者恇；夺阴者死，夺阳者狂。针害毕矣。

刺之而气不至，无问其数，刺之而气至，乃去之，勿复针。针各有所宜，各不同形，各任其所为。刺之要，气至而有效。效之信，若风之吹云，明乎若见苍天。刺之道毕矣。

夫五脏六腑所出之处，五脏五腧，五五二十五腧；六腑六腧，六六三十六腧。经脉十二，络脉十五，凡二十七。气以上下所出为井，所溜[①]为荥，所注为腧，所行为经，所入为合。二十七气所行，皆在五腧也。

节之交，三百六十五会。知其要者，一言而终；不知其要，流散无穷。所言节者，神气之所游行出入也，非皮肉筋骨也。睹其色，察其目，知其散复；一其形，听其动静，知其邪正。右主推之，左持而御之，气至而去之。凡将用针，必先诊脉，视气之剧易，乃可以治也。五脏之气已绝于内，而用针者反实其外，是谓重竭，重竭必死，其死也静。治之者，辄反其气，取腋与膺。五脏之气已绝于外，而用针者反实其内，是谓逆厥，逆厥则必死，其死也躁。治之者，反取四末。刺之害中而不去则精泄，害中而去则致气。精泄则病益甚而恇，致气则生痈疡。

五脏有六腑，六腑有十二原，十二原出于四关，四关主治五脏。五脏有疾，当取之十二原。十二原者，五脏之所，以禀三百六十五节气味也。五脏有疾也，应出十二原。十二原各有所出，明知其原，观其应而知五脏之害矣。阳中之少阴，肺也，其原出于太渊，太渊二。阳中之太阳，心也，其原出于大陵，大陵二。阴中之少阳，肝也，其原出于太冲，太冲二。阴中之至阴，脾也，其原出于太白，太白二。阴中之太阴，肾也，其原出于太溪，太溪二。膏之原出于鸠尾，鸠尾一。肓之原出于

① 溜：原作“留”，据《灵枢·九针十二原》改。

脖胦，脖胦一。凡此十二原者，主治五脏六腑之有疾也。胀取三阳，飧泄取三阴。今夫五脏之有疾也，譬犹刺也，犹污也，犹结也，犹闭也。刺虽久，犹可拔也；污虽久，犹可雪也；结虽久，犹可解也；闭虽久，犹可决也。或言久疾之不可取者，非其说也。夫善用针者，取其疾也，犹拔刺也，犹雪污也，犹解结也，犹决闭也。疾虽久，犹可毕也。言不可治者，未得其术也。刺诸[1]热者，如以手探汤；刺寒清者，如人不欲行。阴有阳疾者，取之下陵、三里，正往无殆，气下乃止，不下复始也。疾高而内者，取之阴之陵泉。疾高而外者，取之阳之陵泉也。

一阳曰前所谓易陈者，易言也。难入者，难着于人也。粗守形者，守刺法也。上守神者，守人之血气有余不足，可补泻也。神客者，正邪共会也。神者，正气也。客者，邪气也。在门者，邪循正气之所出入也。未睹其疾者，先知邪正何经之疾也。恶知其原者，先知何经之病，所取之处也。刺之微者，数迟者，徐疾之意也。粗守关者，守四肢而不知血气正邪之往来也。上守机者，知守气也。机之动，不离其空中者，知气之虚实，用针之徐疾也。空中之机，清净以微者，针以得气，密意守气勿失也。其来不可逢者，气盛不可补也。其往不可追者，气虚不可泻也。不可挂以发者，言气易失也。扣之不发者，言不知补泻之意也，血气已尽而气不下也。知其往来者，知气之逆顺盛虚也。要与之期者，知气之可取之时也。粗之暗者，冥冥不知气之微密也。妙哉，工独有之者，尽知针意也。往者为逆者，言气之虚而小，小者逆也。来者为顺者，言形气之平，平者顺也。明知逆顺，正行

① 诸：原作“者”，据《灵枢·九针十二原》改。

无问者，言知所取之处也。迎而夺之者，泻也。追而济之者，补也。所谓虚则实之者，气口虚而当补之也。满则泄之者，气口盛而当泻之也。宛陈则除之者，去血脉也。邪胜则虚之者，言诸经有盛者，皆泻其邪也。徐而疾则实者，言徐纳而疾出也。疾而徐则虚者，言疾纳而徐出也。言实与虚，若有若无者，言实者有气、虚者无气也。察后与先，若亡若存者，言气之虚实，补泻之先后也，察其气之已下与常存也。为虚与实，若得若失者，言补者佖然若有得也，泻则恍然若有失也。

夫气之在脉也，邪气在上者，言邪气之中人也高，故邪气在上也。浊气在中者，言水谷皆入于胃，其精气上注于肺，浊溜于肠胃；言寒温不适，饮食不节，而病生于肠胃，故命曰浊气在中也。清气在下者，言清湿地气之中人也，必从足始，故曰清气在下也。针陷脉则邪气出者，取之上。针中脉则邪气出者，取之阳明合也。针大深则邪气反沉者，言浅深之病不欲深刺也，深则邪气从之入，故曰反沉也。皮肉筋脉各有所处者，言经络各有所主也。取五脉者死，言病在中，气不足，但用针尽大泻其阴之脉也。取三阳之脉者，唯言尽泻三阳之气，令病人恇然不复也。夺阴者死，言取尺之五里，五往者也。夺阳者狂，正言也。

观其色，察其目，知其散复，一其形，听其动静者，言上工知相五色于目，有知调尺寸、小大、缓急、滑涩，以言所病也。知其邪正者，知论虚邪与正邪之风也。右主推之，左持而御之者，言持针而出入也。气至而去之者，言补泻气调而去之也。调气在于终始一者，持心也。节之交三百六十五会者，络脉之渗灌诸节者也。所谓五脏之气已绝于内者，脉口气内绝不至，反取其外之病处与阳经之合，有留针以致阳气，阳气至则内重竭，重竭则死矣。其死也，无气以动，故静。所谓五脏之气已绝于外者，脉口气外绝不至，反取其四末之输，有留针以致其阴气，阴气至则阳气反入，入则逆，逆则死矣。其死也，阴气有余，故躁。所以察其目者，五脏使五色循明，循明则声章，声章者，则言声与平生异也。

九变刺十二经刺五脏刺心法

一阳曰九针之宜，各有所为，长短大小，各有所施，不得其用，病弗能移。大疾浅深针，内伤良肉，皮肤为痈。病深针浅，病气不泻，支为大脓。病小针大，气泻大甚，疾必为害。病大针小，气不泄泻，亦复为败。失针之宜，大者泻，小者不移。夫病在皮肤无常处者，取以镵针于病所，肤白勿取。病在分肉间，取以员针于病所。病在经络，痼痹者，取以锋针。病在脉，气少当补之者，取之鍉针，于井荥分输。病为大脓者，取以铍针。病痹气暴发者，取以员利针。病痹气痛而不去者，取以毫针。病在中者，取以长针。病水肿，不能通关节者，取以大针。病在五脏固居者，取以锋针，泻于井荥分输，取以四时。

凡刺，又有九日应九变。一曰输刺，输刺者，刺诸经荥输脏腧也。二曰远道刺，远道刺者，病在上取之下，刺腑腧也。三曰经刺，经刺者，刺大经之结络经分也。四曰络刺，络刺者，刺小络之血脉也。五曰分刺，分刺者，刺分肉之间也。六曰大泻刺，大泻刺者，刺大脓，以铍针也。七曰毛刺，毛刺者，刺浮痹皮肤也。八曰巨刺，巨刺者，左取右，右取左。九曰焠刺，焠刺者，刺燔针则取痹也。

凡刺又有十二节，以应十二经。一曰偶[1]刺，偶刺者，以手直心若背，直痛所，一刺前，一刺后，以治心痹，刺此者，旁针之也。二曰报刺，报刺者，刺痛无常处也。上下行者，直内无拔针，以左手随病所按之，乃出针，复刺之也。三曰恢刺，恢刺者[2]，直刺旁之，举之前后，恢筋急，以治筋痹也。四曰齐刺，齐刺者，直入一，旁入二，以治寒气小深者。或曰三刺，三刺者，治痹气小深者也。五曰扬刺，扬刺者，正纳一，旁纳四，而浮之以治寒气之博大者也。六曰直针刺，直针刺者，引皮乃刺之，以治寒气之浅者也。七曰输刺，输刺者，直入直出，稀发针而深之，以治气盛而热者也。八曰短刺，短刺者，刺骨痹，稍摇而深之，致针骨所，以上下摩骨也。九曰浮刺，浮刺者，旁入而浮之，以治肌急而寒者也。十曰阴刺，阴刺者，左右率刺之，以治寒厥，中寒厥，足踝后少阴也。十一曰旁针刺，旁针刺者，直刺、旁刺各一，以治留痹久居者也。十二曰赞刺，赞刺者，直入直出，数发针而浅之，出血，是谓治痈肿也。夫脉之所居深不见者，刺之微纳针而久留之，以治其空脉气也。脉浅者勿刺，按绝其脉乃刺之，无令精出，独出其邪气耳。所谓三[3]刺，则谷气出先浅刺绝皮，以出阳邪；再刺阴邪出者，少益深，绝皮致肌肉止，未入分肉间也；已入分肉之间，则谷气出。故刺法曰：始刺浅之，以逐邪气而来血气；后刺深之，以致阴气之邪；最后刺极深之，以下谷气。此之谓也。故用针者，不知年之所加，气之盛衰，虚实之所起，不可以为工。

---

① 偶：原作“隅”，据《灵枢·官针》改。后同。

② 者：原脱，据《灵枢·官针》补。

③ 三：原作“五”，据《灵枢·官针》改。

凡刺者，又有五以应五脏。一曰半刺，半刺者，浅纳而疾发针，无针阳肉，如拔毛状，以取皮气，此肺之应也。二曰豹文刺，豹文刺者，左右前后针之，中脉为故，以取经络之血者，此心之应也。三曰关刺，关刺者，直刺左右尽筋上，以取筋痹，慎无出血，此肝之应也，或曰渊刺，一曰岂刺。四曰合谷刺，合谷刺者，左右鸡足，针于分肉之间，以取肌痹，此脾之应也。五曰输刺，输刺者，直入直出，深纳之至骨，以取骨痹，此肾之应也。

《医经小学》针法歌海陵刘宗厚集此书，为人子者不可不熟读

先说平针法，含针口内温。按揉令气散，掐穴故教深。
持针安穴上，令他嗽一声。随嗽归天部，停针再至人。
再停归地部，待气候针沉。气若不来至，指甲切其经。
次提针向病，针退天地人。

先以揉按，令其气散。次掐穴定，力重些最好。右手持针，安于穴上，随令患者嗽一声，左右用针转入天部，皮肤之间也。少时左右进至人部，肌肉之间也。再少时进至地部，筋骨之间也。凡穴当一寸许，如此作三次进之，大抵疼痛实泻，麻痹虚补。经云：针法手如握虎，如待贵人。凡取穴手指，前哲又有八法。弹而怒之，迎而夺之，使经气胀[1]满，令邪气散而正气行也。循而扪之，随而济之，抚摩上下，见动脉之处。摄而按之，推而纳之，以手指加力按所针之穴，使邪气泄而易散，病者不知其针。爪而下之，切而散之，方寸既见，其穴端正，使针易入不差，病人亦不知其痛。

---

① 胀：原作“腹”，据《医经小学》卷五改。

补必随经刺，令他吹气频。随吹随左转，逐归天地人。

待气停针久，三弹更熨温。出针口吸气，急急闭其门。

泻欲迎经取，吸则纳其针。吸时须右转，依次进天人。

转针仍复吸，依法要停针。出针吹出气，摇动大其门。

凡出针不可猛，出必须作两三次，徐徐转而出之，则无血。若猛出者，必见血也。有晕针者，夺命[①]穴救之。男左女右，取左不回，却再取右，女亦然。此穴正在手膊上侧筋骨陷中，即是虾蟆儿上边也。从肩至肘，正在[②]当中。凡刺之道，必须知禁忌。经云：毋刺浑浑之脉、熇熇之热、漉漉之汗。如大风大雨，严寒盛暑，卑湿烦燥，便黑吐血，暴然失听、失明、失意、失便溺、失神及七情、五伤、醉饱，皆不可刺。乘车马远来，亦候气血定，然后刺之。

太乙人神

立春艮上起天留，戊寅己丑左足求。

春分左胁仓门震，乙卯日是定为仇。

立夏戊辰己巳巽，阴络宫中左手愁。

夏至上天丙午日，正值膺喉离首头。

立秋玄委宫右手，戊申己未坤上游。

秋分仓果西方兑，辛酉还寻右胁谋。

立冬右足加新洛，戊戌己亥乾位收。

冬至坎方临叶蛰，壬子腰尻下窍流。

五脏六腑并脐腹，招摇[③]诸戊己中州。

---

① 命：原脱，据《医经小学》卷五补。

② 在：原脱，据《医经小学》卷五补。

③ 摇：原作“遥”，据《医经小学》卷五改。

溃治痈疽当须避，犯其天忌疾难瘳。

血忌

行针须明血忌，正丑三寅二未。
四申五卯六酉，七辰八戌九巳。
十亥十一月午，腊子更逢日闭。

逐年尻神

坤踝尻神震齿牙，巽头口乳并无差。
中宫正作肩尻位，乾背那堪面目遮。
兑宫手膊难砭灸，艮项腰间艾莫加。
离宫膝肋针难下，坎肘都来肚脚家。

逐日人神

初一十一廿一起，足拇鼻柱手小指。
初二十二廿二会，外踝发际外踝位。
初三十三廿三间，股内牙齿足及肝。
初四十四廿四走，腰间胃脘阳明手。
初五十五廿五并，口内遍身足阳明。
初六十六廿六同，手掌胸前又在胸。
初七十七二十七，内踝气冲及在膝。
初八十八廿八辰，腕内股内更在阴。
初九十九并廿九，在尻在足膝胫守。
初十二十三十日，腰背内踝足趺直。
逐日人神所在歌，一月一周须究觅。[①]

---

① 逐日……究觅：原刻为小字，据体例改为大字。

禁针穴

禁针穴道要先明，脑户囟会及神庭。
络却玉腕[①]角孙穴，颅囟承泣随承灵。
神道灵台膻中忌，水分神阙并会阴。
横骨气冲手五里，箕门承筋并青灵。
更加臂上三阳络，二十二穴不可针。
孕女不宜针合谷，三阴交内亦通伦。
石门针灸应须忌，女子终身无妊娠。
外有云门并鸠尾，缺盆客主人莫深。
肩井深时人闷倒[②]，三里急补又还平。

禁灸穴

禁灸之穴四十五，承光哑门及风府。
天柱素髎临泣上，睛明攒竹迎香数。
禾髎颧髎丝[③]竹空，头维下关与脊中。
肩贞心俞白环俞，天牖人迎共乳中。
周荣渊腋并鸠尾，腹哀少商鱼际位。
经渠天府及中冲，阳关阳池地五会。
隐白漏谷阴陵泉，条口犊鼻兼阴市。
伏兔髀关委中穴，殷门申脉承扶忌。

以上八款皆宗厚集。

① 玉腕：疑当为“玉枕”。
② 倒：原作“到”，据《医经小学》卷五改。
③ 丝：原作“系”，据文义改。

《十四经发挥》部穴图

手太阴肺经之图

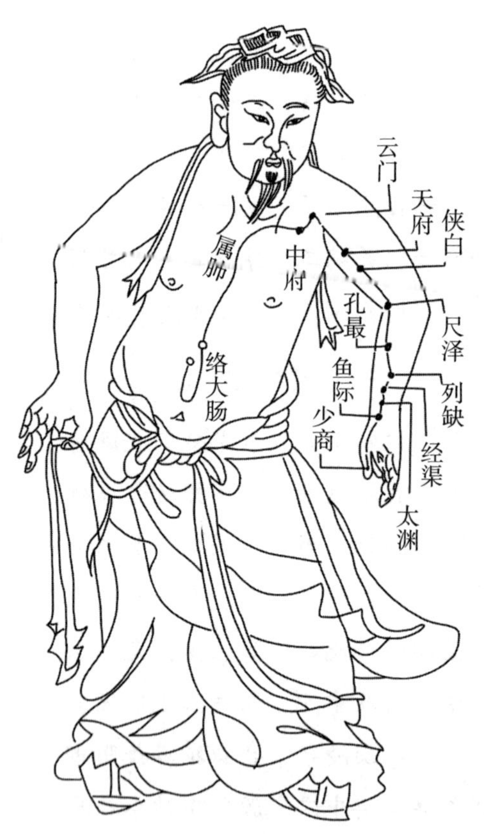

部穴歌

手太阴肺出中府，云门之下一寸许。

云门气户旁二寸，人迎之下二骨数。

天府腋下三寸求，侠白肘上五寸主。

尺泽肘内约纹中，孔最腕上七寸取。

列缺腕上寸有半，经渠寸口陷中尔。

太渊掌后寸口头，鱼际大指节后举。

少商大指内侧寻，二十二穴斟酌取。

手阳明大肠经之图

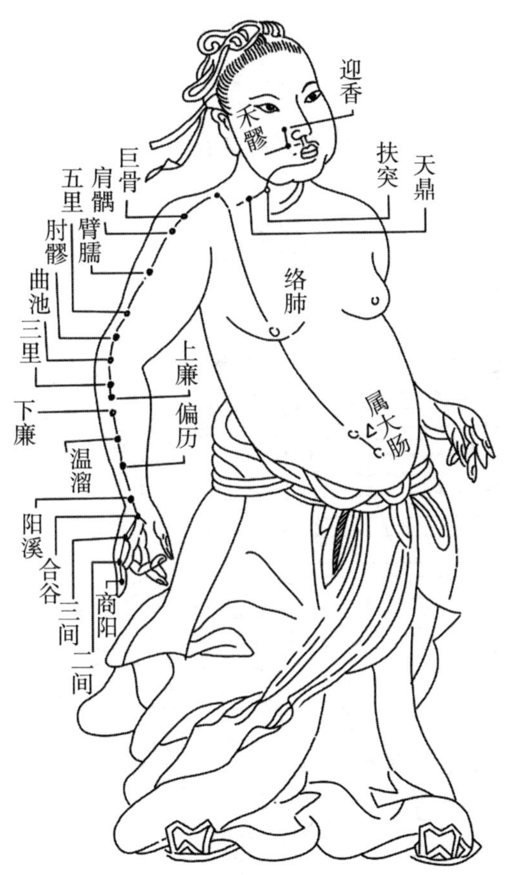

部穴歌

阳明四十穴大肠，食指内侧起商阳。

本节前取二间定，本节后取三间强。

歧骨陷中寻合谷，阳溪腕中上侧详。

腕后三寸走偏历，历上二寸温溜当。

下廉上廉各一寸，廉上一寸三里隍。

屈肘纹尖曲池得，肘髎大骨外廉陷，五里肘后三寸量。

臂臑肘后七寸是，肩髃肩端两骨当。

巨骨肩端叉骨内，天鼎缺盆之上藏。

扶突气舍后寸半，禾髎水沟五分旁。

迎香禾髎上一寸，鼻孔两边五分堂。

足阳明胃经之图

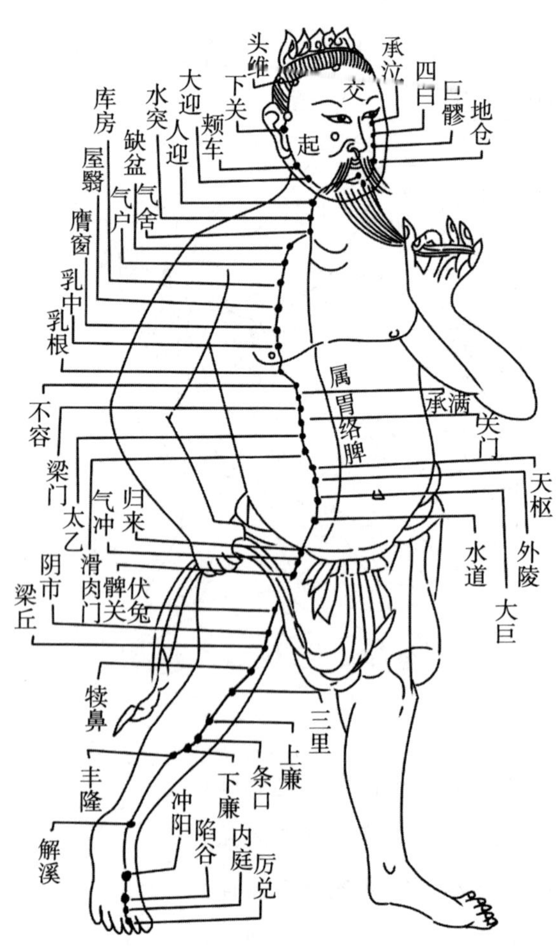

部穴歌

胃九十穴足阳明，头维本神寸五分。

下关耳前动脉是，颊车耳下八分针。

承泣目下七分取，四白一寸不可深。

巨髎孔旁八分定，地仓侠吻四分迎。

大迎颔前一寸三，人迎结旁各寸半。

水突在颈大筋前，气舍直下侠天突。

缺盆横骨陷中亲，气户俞府旁二寸。

至乳六寸又四分，库房屋翳膺窗近。

乳中正在乳中心，次有乳根出乳下，各一寸六不相侵。

穴侠幽门一寸五，是曰不容依法数。

其下承满至梁门，关门太乙役头举。

节次续排滑肉门，各是一寸为君语。

天枢侠脐二寸旁，外陵枢下一寸当。

一寸大巨三水道，道下二寸归来将。

气冲曲骨旁三寸，冲下一寸鼠鼷乡。

髀关兔后交纹中，伏兔市上三寸强。

阴市膝上三寸许，梁丘二寸膝上量。

膝膑骱上寻犊鼻，膝眼四穴膝两旁。

膝下三寸三里求，里下三寸名上廉。

条口上廉下一寸，条下一寸下廉当。

丰隆下廉外一寸，上踝八寸分明详。

解溪冲阳上寸半，冲阳陷上三寸长。

陷谷内庭后寸半，内庭次指外间量。

厉兑大指次指端，去爪如韭胃经藏。

足太阴脾经之图

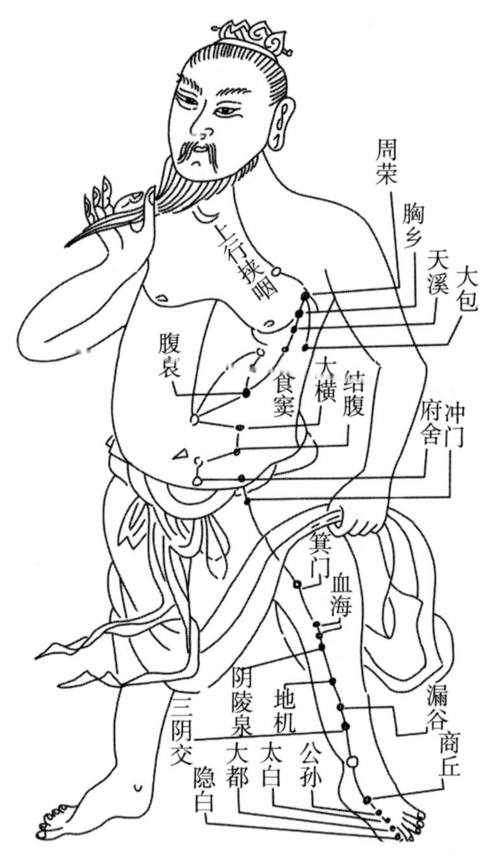

部穴歌

脾四十二足太阴，足拇内侧隐白侵。

大都节后陷中起，太白核骨下陷中。

公孙节后须一寸，商丘踝下陷中真。

踝上三寸三阴交，漏谷踝上方寸亲。

膝下五寸名地机，阴陵内侧膝辅际。

血海分明膝膑上，内廉肉际二寸记。

箕门血海上六寸，筋间动脉须详谛。
冲门五寸大横下，三寸三分寻府舍。
腹结横下寸三分，大横侠脐非所诈。
腹哀寸半日月旁，直与食窦相连亚。
食窦天溪又胸乡，周荣各一寸六化。
大包渊腋下三寸，出九肋间当记卦。

手少阴心经之图

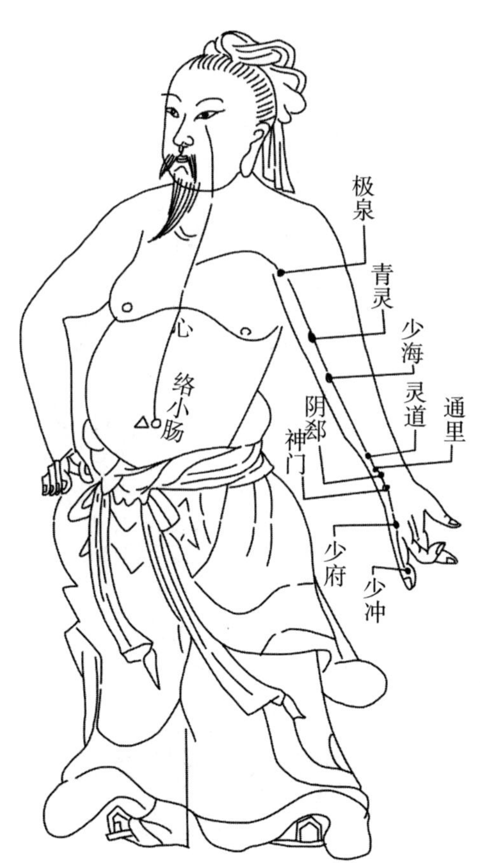

部穴歌

少阴十八穴极泉，臂内腋下两筋间。

青灵肘节上三寸，少海肘后五分端。

灵道掌后一寸半，通里腕后一寸占。

阴郄去腕后五分，神门掌后锐骨中。

少府冲下劳宫对，小指内侧取少冲。

手太阴小肠经之图

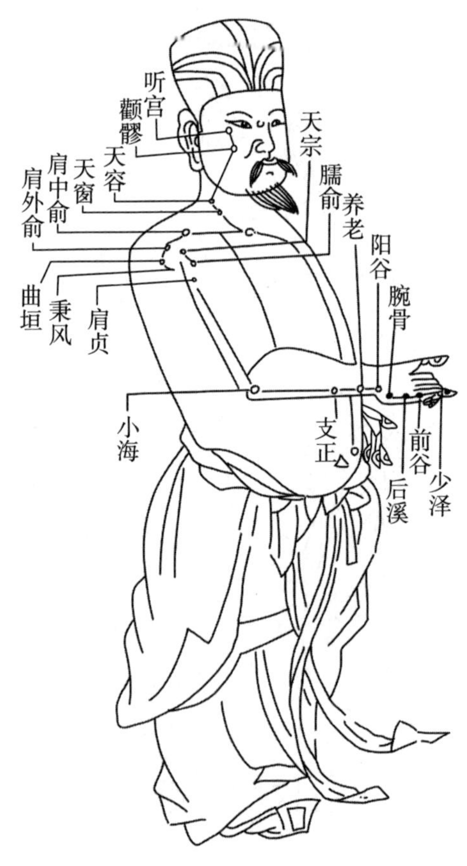

部穴歌

小肠小指端少泽，前谷外侧节前索。

节后陷中寻后溪，腕骨陷前骨外侧。

腕中骨下阳谷讨，腕上一寸名养老。

支正腕后量五寸，小海肘端五分好。

肩贞在肩曲胛[1]下，臑俞胛上夹肩杳。

天宗大骨下陷中，秉风髎后举有空。

曲垣肩中曲胛下，肩外去脊三寸中。

肩中二寸大椎傍，天窗颊下动脉详。

天容耳下曲颊后，颧髎面頄兑端量。

听宫耳前如赤豆，三十八穴手太阳。

---

① 胛：原误作“脾”，王冰注《素问·气穴论》“肩贞二穴”云“在肩曲甲下两骨解间”，故据改。后同。

足太阳膀胱经之图

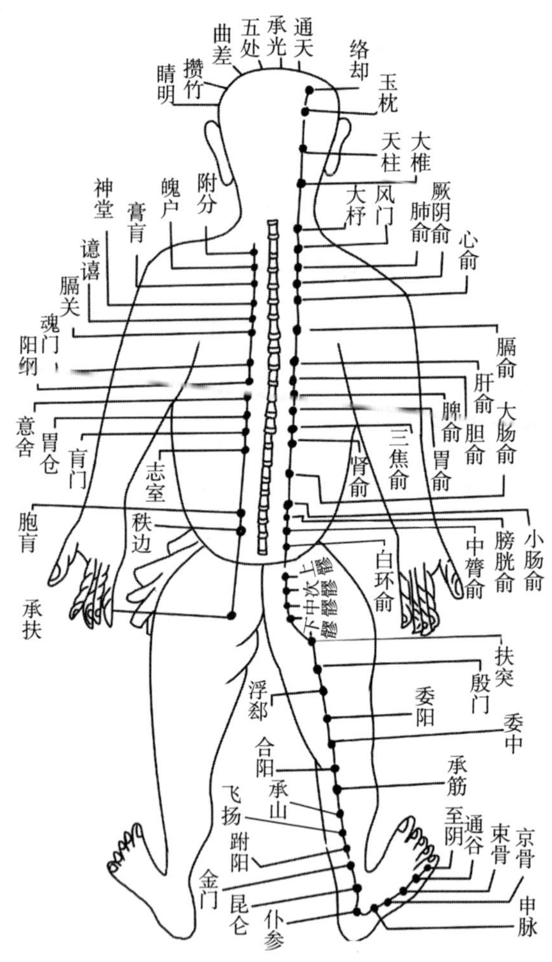

部穴歌

一百廿六膀胱经，目眦内角始睛明，眉端陷中攒竹明。

曲差二寸神庭伴，五处挨排夹上星。

承光五处后寸半，通天络却一停匀。

玉枕横侠于脑户，一寸三分相旁助。

天柱发际大筋外，大杼在项一椎下。

侠脊相去寸五分，第一大杼二风门。

肺俞三椎心包四，心俞五椎之下论。

督俞膈俞相梯级，第六第七次第立。

第八椎下穴无有，肝俞相椎当第九。

十椎胆俞脾十一，十二椎下胃俞取。

三焦肾俞气海俞，十三十四十五究。

大肠关元俞要量，十六十七椎两旁。

十八椎下小肠俞，十九椎下寻膀胱。

中膂内俞椎二十，白环二十一椎当。

上髎次髎中与下，一空二空侠腰胯；

并同侠脊四个髎，载在《千金》人勿讶。

会阳在尾髎骨旁，尺寸相看督脉分。

第二椎下外附分，夹脊相去古法云；

先除脊后量三寸，不尔灸之能伤筋。

魄户三椎膏肓四，四椎微多五椎上，虚损灸之精神旺。

第五椎下索神堂，第六譩譆穴最强。

膈关第七魂门九，阳纲意舍依次数。

胃仓肓门屈指弹，椎看十二与十三。

志室次之胞十九，秩边二十椎下详。

承扶臀上纹中央，殷门承扶六寸直，浮郄一寸上委阳。

委阳却与殷门并，腘中外廉两筋乡。

委中膝腘约纹里，此下三寸寻合阳。

承筋腨肠中央是，承山腨下分肉旁。

飞扬外踝上七寸，跗阳踝上三寸量。

金门正在外踝下，昆仑踝后跟骨旁。

仆参跟骨后陷是，申脉分明踝下容。

京骨外侧大骨下，束骨本节后相通。

通谷本节前陷索，至阴小指外侧寻。

足少阴肾经之图

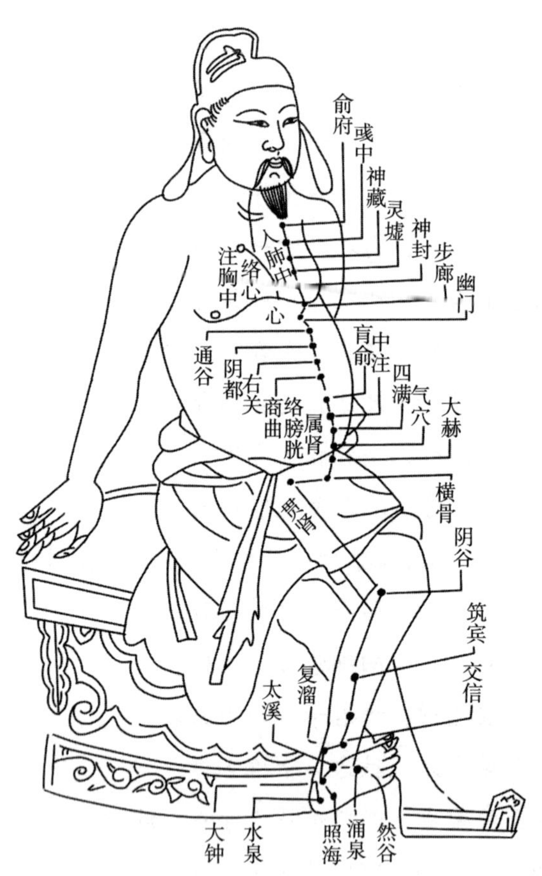

部穴歌

涌泉屈指卷足取，肾经起处须记起。

然谷踝前大骨下，踝后跟上太溪主。

溪下五分寻大钟，水泉溪下一寸许。

照海踝下阴跷生，踝上二寸复溜与。

溜旁筋骨取交信，筑宾六寸腨分取。
阴谷膝内辅骨后，横骨有陷如仰月。
大赫气穴四满处，中注肓俞正侠脐。
每穴一寸逐乙数，商曲石关上阴都。
通谷幽门一寸居，幽门半寸侠巨阙。
此去中行各二寸，步廊神封过灵墟。
神藏彧中入俞府，各一寸六不差殊。
欲知俞府君当问，璇玑之旁各二寸。

手厥阴心包经之图

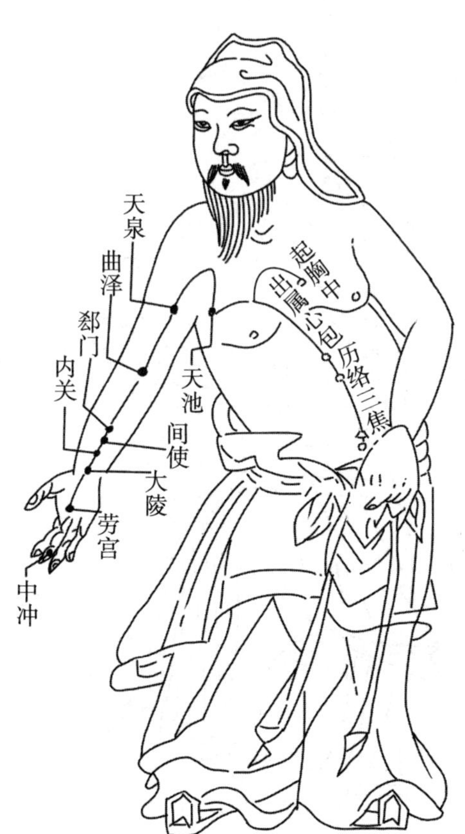

部穴歌

心包穴共一十八，乳后一寸天池索。

天泉腋下二寸求，曲泽中纹动脉觉。

郄门去腕上五寸，间使掌后三寸逢。

内关去腕乃二寸，大陵掌后两筋中。

劳宫掌内屈指取，中指之末是中冲。

手少阳三焦经之图

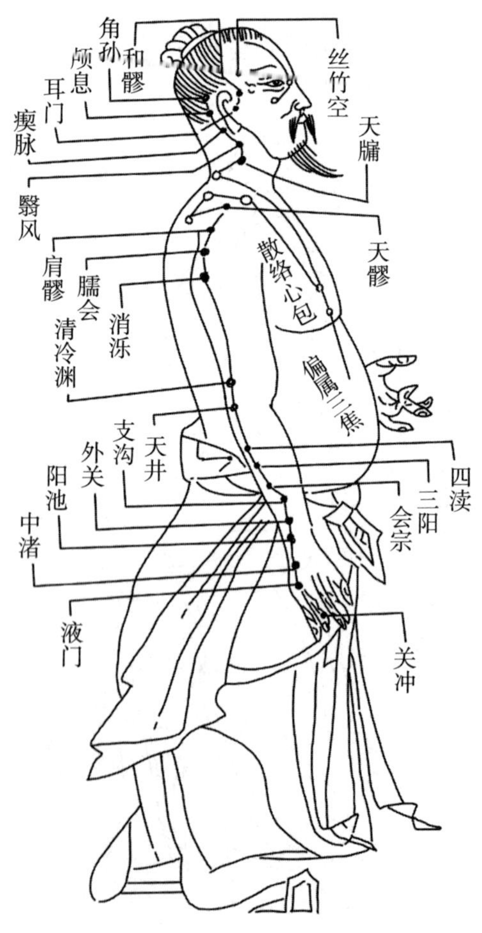

部穴歌

三焦名指外关冲，小指次指间液门。
中渚次指本节后，阳池表腕上陷中。
腕上二寸外关络，支沟腕上三寸约。
会宗三寸空中求，消详五分毋令错。
腕前四寸臂大脉，此是三阳络穴宅。
四渎肘前五寸量，天井肘上一寸侧。
肘上二寸清冷渊，消泺臂外肘外觉。
臑会肩头去三寸，肩髎肩端臑上通。
天髎盆上毖骨际，天牖傍颈后天容。
翳风耳后尖角陷，瘈脉耳后鸡足青。
颅息耳后青脉内，角孙耳廓开口空。
丝竹眉后陷中看，和髎耳前兑发横。
耳门耳前当耳缺，此穴禁灸说分明。

足少阳胆经之图

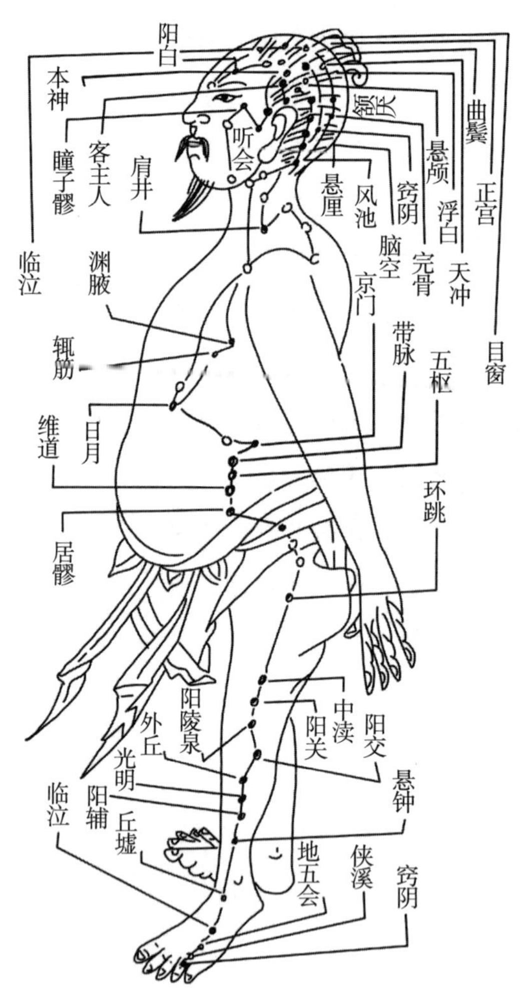

部穴歌

少阳瞳子髎目外，耳前陷中寻听会。

客主耳前开有空，悬颅正有曲角端。

悬厘脑空下廉揣，颔厌脑空上廉看。

曲鬓偃耳正尖上，率谷耳发寸半安。

本神差旁一寸半，入发际中四分算。

阳白眉上一寸取，记真瞳子睛明贯。

临泣有穴当两目，直入发际五分属。

目窗正营各一寸，承灵宫后寸五录。

天冲耳上二寸居，浮白发际一寸殊。

完骨耳后际四分，窍阴枕下动有空。

脑空正侠玉枕骨，风池后发际陷中。

肩井骨前陷有空，渊腋腋下三寸中。

辄筋渊前平寸半，日月期门下五分。

京门监骨下腰看，带脉季肋寸八分。

五枢带下三寸断，维道章下五寸三。

居髎章下八寸三，环跳髀枢宛宛中。

两手着腿风市攻，中渎膝上五寸分。

阳关阳陵上三寸，阳陵膝下外一寸。

阳交外踝斜七寸，外丘踝上七寸正。

光明外踝上五分，阳辅踝上又四寸。

悬钟三寸动脉中，丘墟踝前陷中出。

临泣后侠溪寸半，五会小指[①]次指本节后。

侠溪小指歧骨间，窍阴小指次指端。

---

① 小指：郑氏点校本认为“文不对仗，似有衍文”。据《针灸甲乙经》所述则没有衍文。

足厥阴肝经之图

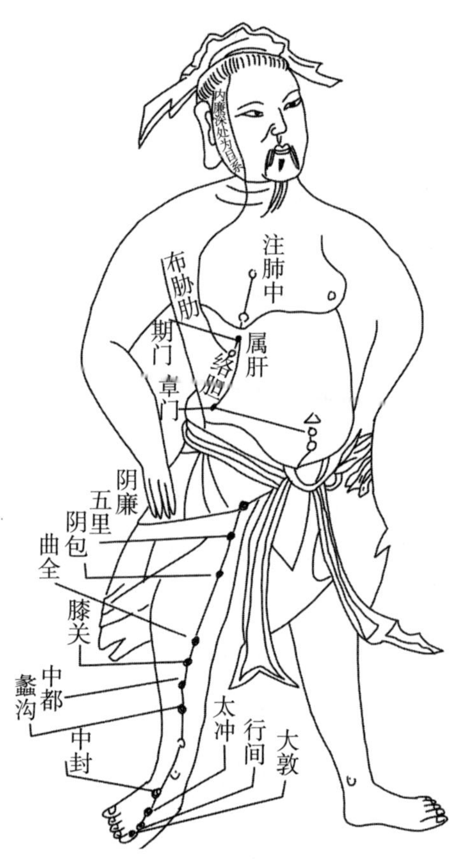

部穴歌

大敦拇指看毛际，行间缝尖动脉处。

本节后二寸太冲，中封内踝前一寸。

蠡沟内踝上五寸，中部内踝上七寸。

膝关犊下二寸宫，曲泉纹头两筋中。

阴包膝膑上四寸，内廉阴间索其精。

五里气冲下三寸，羊矢两股三分下，阴廉穴在横纹胯。

羊矢气冲旁一寸，分明有穴君记话。

章门脐上二寸量，横取六寸看两旁。

期门乳旁各寸半，直下寸半二肋详。

督脉之图

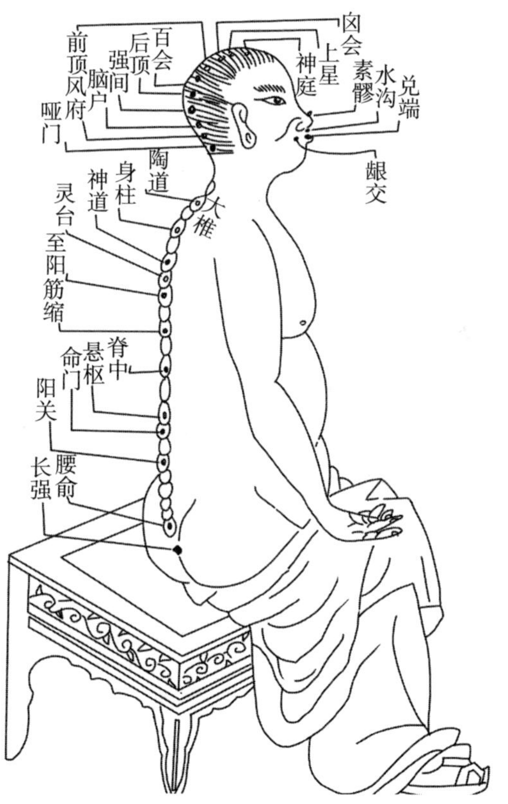

部穴歌

龈交唇内齿缝中，兑端正在唇中央。

水沟鼻下纹中索，素髎宜向鼻端详。

头形地高面南下，先以前后发际量。

平眉三寸定发际，大杼三寸亦如是。

分为一尺有二寸，发际五分神庭当。

庭上五分上星位，囟会星上一寸强。

会后前顶一寸半，寸半百会居中央。

神聪百会四面取，各开一寸风癫主。

后顶强间脑户三，相去各是寸半主。

后发五分定哑门，门上五分是风府。

上有大椎下尾骶，分为二十有一椎。

每椎一寸四分一，上之七节如是推。

中之七节依法量，一寸六分一厘强。

每椎一寸二分六，下之七节忒真详。

大椎节下陶道知，身柱第三椎下居。

神道第五无足疑，灵台第六至阳七。

筋缩第九椎下设，脊中接脊十一二。

悬枢命门十三四，阳关正在十六椎，二十一椎腰俞窥。

其下长强趺地取，痔疾针之效无比。[①]

① 后顶强间……效无比：原为小字，据本书体例改。

任脉之图

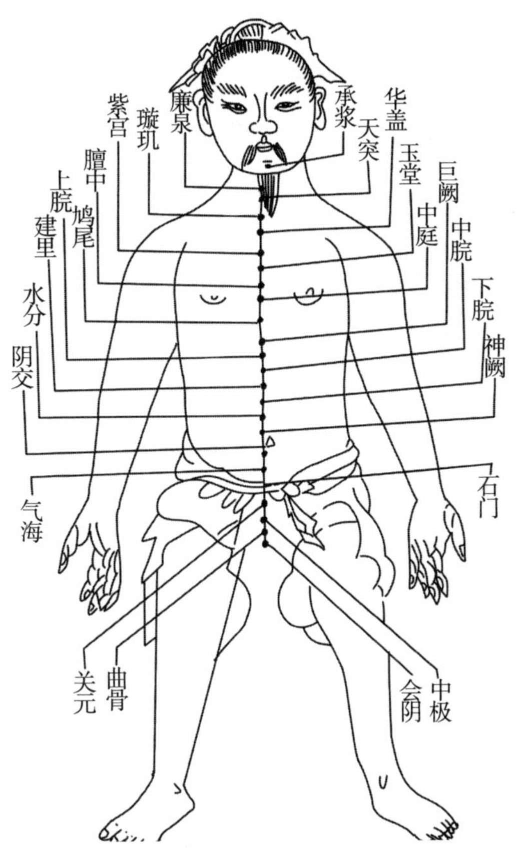

部穴歌

会阴正在两阴间，曲骨脐下毛际安。

中极脐下四寸取，三寸关元二石门。

气海脐下一寸半，阴交脐下一寸论。

分明脐内号神阙，水分一寸脐上列。

下脘建里中上脘，各穴一寸为君说。

巨阙上脘一寸半，鸠尾蔽骨五分按。

中庭膻下寸六分，膻中两乳中间看。
玉堂紫宫至华盖，相去各寸六分算。
华盖玑下一寸量，璇玑突下一寸当。
天突结下宛宛中，廉泉颔下骨尖强。
承浆地阁唇棱下，任脉二十四穴详。

一阳曰针之为道，充含灵造物之机，体化育生成之妙，岂可隘于篇章，妄谓尽其奥哉！须恒志求其所无，静悟其所能，神而化之，存乎其人。

附滑氏《诊家枢要》

天下之事，统之有宗，会之有元，言简而尽，事覈而当，斯为至矣。百家者流，莫大于医，医莫先于脉，浮沉之不同，迟数之反类，曰阴曰阳，曰表曰里，抑亦以对待而为名象焉。有名象而有统会矣。高阳生之七表、八里、九道，盖凿凿也。求脉之明，为脉之晦，或者曰：脉之道大矣，古人之言亦夥矣。犹惧弗及，而欲以此统会该之，不既太简乎？呜呼！至微者脉之理，而名象著焉，统会寓焉。观其会通，以知其典礼，君子之能事也。由是而推之，则溯流穷源，因此识彼，诸家之全，亦无遗珠之憾矣。

脉象大旨[①]

脉者，气血之先也。气血盛则脉盛，气血衰则脉衰，气血热则脉数，气血寒则脉迟，气血微则脉弱，气血平则脉治。又长人脉长，短人脉短，性急人脉急，性缓人脉缓。左大顺男，右大顺女。男子尺脉常弱，女子尺脉常盛，此皆其常也。反之者逆。

左右手配脏腑部位

左手寸口，心、小肠脉所出。左关，肝、胆脉所出。左尺，肾、膀胱脉所出命门与肾脉通。右手寸口，肺、大肠脉所出。右

① 脉象大旨：原脱，据《周氏医学丛书·诊家枢要》（以下简称“周本”）补入。

关，脾、胃脉所出。右尺，命门心包络手心主、三焦脉所出。

五脏平脉

心脉浮大而散，肺脉浮涩而短，肝脉弦而长，脾脉缓而大，肾脉沉而软滑。

心合血脉，心脉循血脉而行。持脉指法：如六菽之重，按至血脉而得者为浮；稍稍加力，脉道粗者为大；又稍加力，脉道阔软者为散。

肺合皮毛，肺脉循皮毛而行。持脉指法：如三菽之重，按至皮毛而得者为浮；稍稍加力，脉道不利为涩；又稍加力，不及本位曰短。

肝合筋，肝脉循筋而行。持脉指法：如十二菽之重，按至筋而脉道如筝弦相似为弦；次稍加力，脉道迢迢者为长。

脾合肌肉，脾脉循肌肉而行。持脉指法：如九菽之重[1]，按至肌肉，如微风轻飐柳梢之状为缓；次稍加力，脉道敦实者为大。

肾合骨，肾脉循骨而行。持脉指法：按至骨上而得者为沉；次重而按之，脉道无力为濡；举指[2]来疾，流利者为滑。

凡此五脏平脉，要须察之，久久成熟，一遇病脉，自然可晓。经曰：先识经脉，而后识病脉，此之谓也。

四时平脉

春弦、夏洪、秋毛、冬实，长夏、四季脉迟缓。

---

① 重：原误为“主”，据周本改。

② 指：原音假为“止”，据周本改。

呼吸浮沉定五脏脉

呼出心与肺，吸入肝与肾，呼吸之间，脾受谷味，其脉在中。心、肺俱浮，浮而大散者心，浮而短涩者肺。肾肝俱沉，牢而长者肝，濡而来实者肾。脾为中州，其脉在中。

因指下轻重以定五脏，即前所谓三菽、六[①]菽之重也。

三部所主九候附

寸为阳，为上部，主头项以下至心胸之分也。关为阴阳之中，为中部，主脐腹胠胁之分也。尺为阴，为下部，主腰足胫股之分也。凡此三部之中，每部各有浮、中、沉三候，三而三之，为九候也。浮主皮肤，候表及腑。中主肌肉，以候胃气。沉主筋骨，候里及脏也。

凡诊脉之道，先须调平自己气息。男左女右，先以中指定得关位，却脐下前后二指。初轻按以消息之，次中按消息之，再重按消息之[②]，然后自寸、关至尺逐部寻究，一呼一吸之间，要以脉行四至为率，闰以太息，脉五至为平脉也。其有太过不及则为病脉，看在何部，各以其部断之。

凡诊脉须要先识时脉、胃脉与腑脏平脉，然后及于病脉。时脉，谓春三月六部中俱带弦，夏三月俱带洪，秋三月俱带浮，冬三月俱带沉。胃脉，谓中按得之，脉和缓。腑脏平脉，已见前章。凡人腑脏脉既平，胃脉和，又应时脉，乃无病者也。反此为病。

---

① 六：原作“五”，周本作“六”，前文亦云“六菽之重”，故据改。

② 再重按消息之：原脱，据周本补入。

诊脉之际，人臂长则疏下指，臂短则密下指。三部之内，大、小、浮、沉、迟、数同等，尺寸、阴阳、高下相符，男女左右，强弱相应，四时之脉不相戾，命曰平人。其或一部之内，独大独小，偏迟偏疾，左右强弱之相反，四时男女之相背，皆病脉也。凡病脉①之见，在上曰上病，在下曰下病，左曰左病，右曰右病。左脉不和，为病在表，为阳，在四肢；右脉不和，为病在里，为阴，主腹脏，以次推之。

凡取脉之道，理各不同。脉之形状，又各非一。凡脉之来，必不单至，必曰浮而弦、浮而数、沉而紧、沉而细之类，将何以别之？大抵提纲之要，不出浮、沉、迟、数、滑、涩之六脉也。浮、沉之脉，轻手重手取之也。迟、数之脉，以己之呼吸而取之也。滑、涩之脉，则察夫往来之形也。浮为阳，轻手而得之也，而芤、洪、散、大、长、濡、弦，皆轻手而得之之类也。沉为阴，重手而得之也，而伏、石、短、细、牢、实，皆重手而得之之类也。迟者，一息脉二至，而缓、结、微、弱，皆迟之类也。数者，一息脉六至，而疾、促，皆数之类也。或曰：滑类乎数，涩类乎迟，何也？然脉虽是，而理则殊也。彼迟、数之脉，以呼吸察其至数之疏数，此滑、涩之脉，则以往来察其形状也。数为热，迟为寒，滑为血多气少，涩为气多血少。所谓脉之提纲，不出乎六字者，盖以其足以统夫表里、阴阳、冷热、虚实、风寒、燥湿、脏腑、气血也。浮为阳、为表，诊为风、为虚。沉为阴、为里，诊为湿、为实。迟为在脏，为寒，为冷。数为在腑，为热，为燥。滑为血有余，涩为气独滞也。人一身之变，不越乎此。能于是六脉之中以求之，则疢疾

① 脉：原脱，据周本补入。

之在人者，莫能逃焉。

持脉之要有三，曰举、曰按、曰寻。轻手循之，曰举；重手取之，曰按；不轻不重，委曲求之，曰寻。初持脉，轻手候之，脉见皮肤之间者，阳也，腑也，亦心、肺之应也。重手得之，脉附于肉下者，阴也，脏也，亦肝、肾之应也。不轻不重，中而取之，其脉应于血肉之间者，阴阳相适，中和之应，脾、胃之候也。若浮、中、沉之不见，则委曲而求之，若隐若见，则阴阳伏匿之脉也。三部皆然。

察脉须识上下、来去、至止六字，不明此六字，则阴阳虚实不别也。上者为阳，来者为阳，至者为阳。下者为阴，去者为阴，止者为阴也。上者，自尺部上于寸口，阳生于阴也。下者，自寸口下于尺部，阴生于阳也。来者，自骨肉之分而出于皮肤之际，气之升也。去者，自皮肤之际而还于骨肉之分，气之降也。应曰至，息曰止也。

明脉须辨表、里、虚、实四字。表，阳也、腑也。凡六淫之邪，袭于经络，而未入胃腑及脏者，皆属于表也。里，阴也、脏也。凡七情之气，郁于心腹之内，不能越散；饮食五味之伤，留于腑脏之间，不能通泄，皆属于里也。虚者，元气之自虚，精神耗散，气力衰竭也。实者，邪气之实，由正气之本虚，邪得乘之，非元气之自实也。故虚者补其正气，实者泻其邪气。经所谓邪气盛则实、精气夺则虚，此大法也。

凡脉之至，在筋[1]肉之上，出于皮肤之间者，阳也、腑也。行于肌肉之下者，阴也、脏也。若短小而见于皮肤之间，阴乘阳也。洪大而见于肌肉之下者，阳乘阴也。寸尺皆然。

---

① 筋：周本作“肌”，亦通。

脉贵有神

东垣云：不病之脉，不求其神而神无不在也。有病之脉，则当求其神之有无，谓如六数七极，热也[1]。脉中此中字，浮中沉之中有力言有胃气，即有神矣。为泄其热。三迟二败，寒也。脉中有力说并如上，即有神矣。为去其寒。若数极迟败中，不复有力，为无神也。将何所恃邪？苟不知此，而遽泄之去之，人将何以依而主耶？故经曰：脉者，气血之先。气血者，人之神也。善夫！

脉阴阳类成

浮，不沉也。按之不足，轻举有余，满指浮上，曰浮。为风虚动之候，为胀，为风，为痞，为满不食，为表热，为喘。浮大，伤风鼻塞。浮滑疾，为宿食。浮滑，为饮。左寸浮，主伤风发热，头疼目眩及风痰。浮而虚迟，心气不足，心神不安。浮散，心气耗，虚烦。浮而洪数，心经热。关浮，腹胀。浮而数，风热入肝经。浮而促，怒气伤肝，心胸逆满。尺浮，膀胱风热，小便赤涩。浮而芤，男子小便血，妇人崩带。浮而迟，冷疝脐下痛。右寸浮，肺感风寒，咳喘清涕，自汗体倦。浮而洪，肺热而咳。浮而迟，肺寒喘嗽。关浮，脾虚，中满不食。浮大而涩，为宿食。浮而迟，脾胃虚。尺浮，风邪客下焦，大便秘。浮而虚，元气不足。浮而数，下焦风热，大便秘。

沉，不浮也。轻手不见，重手乃得，为阴逆阳郁之候。为实，为寒，为气，为水，为停饮，为癥瘕，为胁胀，为厥逆，

① 也：原作“者”，文义欠通，据周本改。

为洞泄。沉细为少气，沉迟为痼冷，沉滑为宿食，沉伏为霍乱。沉而数内热，沉而迟内寒，沉而弦心腹冷痛。左手沉，心内寒邪为痛，胸中寒饮胁疼。关沉，伏寒在经，两胁刺痛。沉弦，癖内痛。尺沉，肾脏感寒，腰背冷痛，小便浊而频，男为精冷，女为血结。沉而细，胫酸阴痒，溺有余沥。右寸沉，肺冷，寒痰停蓄，虚喘少气。沉而紧滑，咳嗽。沉细而滑，骨蒸寒热，皮毛焦干。关沉，胃中寒积，中满吞酸。沉紧，悬饮。尺沉，病水，腰脚疼。沉细，下利，又为小便滑，脐下冷痛。

迟，不及也。以至数言之，呼吸之间，脉仅三至，减于平脉一至也。为阴盛阳亏之候，为寒，为不足。浮而迟，表有寒。沉而迟，里有寒。居寸，为气不足，居尺，为血不足，气寒则缩，血寒则凝也。左寸迟，心上寒，精神多惨。关迟，筋寒急，手足冷，胁下痛。尺迟，肾虚便浊，女人不月。右寸迟，肺感寒，冷痰气短。关迟，中焦寒，及脾胃伤冷物，不食。沉迟，为积。尺迟，为脏寒泄泻，小腹冷痛，腰脚重。

数，太过也。一息六至，过平脉两至也。为烦满，上为头疼上热，中为脾热口臭，胃烦呕逆。左为肝热目赤，右下为小便黄赤，大便秘涩。浮数，表有热；沉数，里有热也。

虚，不实也。散大而软，举按豁然，不能自固，气血俱虚之诊也。为暑，为虚烦多汗，为恍惚多惊，为小儿惊风。

实，不虚也。按举不绝，迢迢而长，动而有力，不疾不迟。为三焦气满之候，为呕，为痛，为气塞，为气聚，为食积，为利，为伏阳在内。左寸实，心中积热，口舌疮，咽疼痛。实大，头面热风烦躁，体疼面赤。关实，腹胁痛满。实而浮大，肝盛，月暗赤痛。尺实，小腹痛，小便涩。实而滑，淋沥茎痛，溺赤。实大，膀胱热，溺难。实而紧，腰痛。右寸实，胸中热，痰嗽烦满。实而浮，肺热，咽燥痛，喘咳气壅。关实，伏阳蒸内，脾虚食少，胃气滞。实而浮，脾热，消中善饥，口干劳倦。尺实，脐下痛，便难，或时下痢。

洪，大而实也。举按有余，来至大而去且长，腾上满指。为荣络大热，血气燔灼之候，为表里皆热，为烦，为咽干，为大小便不通。左寸洪，心经积热，眼赤，口疮，头痛，内烦。关洪，肝热及身痛，四肢浮热。尺洪，膀胱热，小便赤涩。右寸洪，肺热毛焦，唾粘咽干。洪而紧，喘急。关洪，胃热，反胃呕吐，口干。洪而紧，为胀。尺洪，腹满，大便难，或下血。

微，不显也。依稀轻细，若有若无。为气血俱虚之候，为虚弱，为泄，为虚汗，为崩漏败血不止，为少气。浮而微者，阳不足，必身恶寒。沉而微者，阴不足，主脏寒下利。左寸微，心虚，忧惕，荣血不足，头痛胸痞，虚劳盗汗。关微，胸满气乏，四肢恶寒拘急。尺微，败血不止，男为伤精尿血，女为血崩带下[①]。右寸微，上焦寒痞，冷痰不化，中寒少气。关微，胃寒气胀，食不化，脾虚噫气，心腹冷痛。尺微，脏寒泄泻，脐下冷痛。

弦，按之不移，举之应手，端直如弓弦。为血气收敛，为阳中伏阴，或经络间为寒所滞，为痛，为疟，为拘急，为寒热，为血虚，为盗汗，为寒凝气结，为冷痹，为疝，为饮，为劳倦。弦数，为劳疟。双弦，胁急痛。弦长，为积。左寸弦，头疼心惕，荣伤，盗汗乏力。关弦，胁肋痛，痃癖。弦紧，为疝瘕，为瘀血。弦小，寒癖。尺弦，小腹痛。弦滑，腰脚痛。右寸弦，肺受寒，咳嗽，胸中有寒痰。关弦，脾胃伤冷，宿食不化，心

---

① 带下：原误为“滞”，据周本改。

腹冷痛，又为饮。尺弦，脐下腹[1]痛不安，下焦停水。

缓，不紧也。往来纡缓，呼吸徐徐，以气血向衰，故脉体为之徐缓尔。为风，为虚，为痹，为弱，为疼。在上为项强，在下为脚弱。浮缓沉缓，血气弱[2]。左寸缓，心气不足，怔忡多忘，亦主项背急痛。关缓，风虚眩晕[3]，腹胁气结。尺缓，肾虚冷，小便数，女人月事多。右寸缓，肺气浮，言语短气。关缓，胃气虚弱。浮缓，脾气虚弱。不沉不浮，从容和缓，乃脾家本脉也。尺缓，下寒脚弱，风气秘滞。浮缓，肠风泄泻。沉缓，小肠感冷。

滑，不涩也。往来流利，如盘走珠，不进不退。为血实气壅之候，盖气不胜于血也。为呕吐，为痰逆，为宿食，为经闭滑而不断绝，经不闭；有断绝者，经闭。上为吐逆，下为气结。滑数，为结热。左寸滑，心热。滑而实大，心惊舌强。关滑，肝热，头目为患。尺滑，小便淋涩，尿赤，茎中痛。右寸滑，痰饮呕逆。滑而实，肺热，毛发焦，膈壅咽干，痰晕目昏，涕唾粘。关滑，脾热，口臭及宿食不化，吐逆。滑实，胃热。尺滑，因相火炎而引饮多，脐冷腹鸣，或时下利，妇人主血实气壅，月事不通，若和滑，为孕。

涩，不滑也。虚细而迟，往来极难，三五不调，如雨沾沙，如轻刀刮竹然，为气多血少之候。为少血，为无汗，为血痹痛，为伤精；女人有孕为胎痛，无孕为败血痛。左寸涩，心神虚耗不安，及冷气心痛。关涩，肝虚血散，肋胀胁满，身痛。尺涩，

---

① 腹：周本作“急”，亦通。
② 弱：周本此字前有“俱”字，文义更畅。
③ 晕：原误为“虚”，据周本改。

男子伤精及疝，女人月事虚败。若有孕[①]，主胎漏不安。右寸涩，脾弱不食，胃冷而呕。尺涩，大便涩，津液不足，小腹寒，足胫逆[②]冷。经云：滑者伤热，涩者中雾露。

长，不短也。指下有余而过于本位，气血皆有余也。为阳毒内蕴，三焦烦郁，为壮热。

短，不长也。两头无，中间有，不及本位，气不足以前导其血也。为阴中伏阳，为三焦气壅，为宿食不消。

大，不小也。浮取之，若浮而洪；沉取之，大而无力。为血虚，气不能相入也。经曰：大为病进。

小，不大也。浮沉取之，悉皆损小。在阳，为阳不足；在阴，为阴不足。前大后小，则头疼目眩；前小后大，则胸满气短。

紧，有力而不缓也。其来劲急，按之长，举之若牵绳转索之状。为邪风激搏，伏于荣卫之间，为痛，为寒。浮紧，为伤寒身疼。沉紧，为腹中有寒，为风痫。左寸紧，头热目痛，舌强。紧而沉，心中气逆冷痛。关紧，心腹满痛，胁痛，肋急。紧而盛，伤寒浑身痛。紧而实，痃癖。尺紧，腰脚脐下痛，小便难。右寸紧，鼻塞膈壅。紧而沉滑，肺实咳嗽。关紧，脾寒[③]，腹痛吐逆。紧盛，腹胀伤食。尺紧，下焦筑痛。

弱，不盛也。极沉细而软，怏怏不前，按之欲绝未绝，举之即无，由精气不足，故脉萎弱而不振也。为元气虚耗，为萎弱不前，为痼冷，为关热，为泄精，为虚汗。老得之顺，壮得之逆。左寸弱，阳虚心悸，自汗。关弱，筋痿无力，妇人主产

---

① 孕：原作“病”，文义不畅，据周本改。
② 逆：原脱，据周本补入。
③ 寒：原脱，据周本补入。

后客风面肿。尺弱，小便数，肾虚耳聋，骨肉酸痛。右寸弱，身冷多寒，胸中短气。关弱，脾胃虚，食不化。尺弱，下焦冷痛，大便滑。

动，其状如大豆，厥厥摇动，寻之有，举之无，不往不来，不离其处，多于关部见之。动为痛，为惊，为虚劳体痛，为崩脱，为泄利。阳动则汗出，阴动则发热。

伏，不见也。轻手取之，绝不可见；重取之，附着于骨。为阴阳潜伏，关膈闭塞之候。为积聚，为瘕疝，为食不消，为霍乱，为水气，为荣卫气闭而厥逆。关前得之为阳伏，关后得之为阴伏。左寸伏，心气不足，神不守常，沉忧抑郁；关伏，血冷，腰脚痛及胁下有寒气；尺伏，肾寒精虚，疝瘕寒痛。右寸伏，胸中气滞，寒痰冷积[①]；关伏，中脘积块作痛及脾胃停滞；尺伏，脐下冷痛，下焦虚寒，腹中痼冷。

促，阳脉之极也。脉来数，时一止，复来者曰促，阳独盛而阴不能相和也。或怒气[②]逆上，亦令脉促。为气粗，为狂闷，为瘀血发怔。又为气，为血，为饮，为食，为痰。盖先以气热脉数，而五者或一有留滞乎其间，则因之而为促，非恶脉也。虽然，加即死，退则生，亦可畏哉！

结，阴脉之极也。脉来缓，时一止，复来者曰结，阴独盛而阳不能相入也。为癥结，为七情所郁。浮结为寒邪滞经，沉结为积气在内。又为气，为血，为饮，为食，为痰。盖先以气寒脉缓，而五者或有一留滞于其间，则因[③]而为结，故张长沙谓结、促皆病脉。

---

① 积：原误为“精”，据周本改。

② 气：原脱，据周本补。

③ 因：原音误为“阴”，据周本改。

芤，浮大而软，寻之中空旁实，旁有中无，诊在浮举重按之间，为失血之候。大抵气有余，血不足，血不能统气，故虚而大，若芤之状也。左寸芤，主心血妄行，为吐，为衄；关芤，主胁间血气痛，或腹中疼痛[①]，亦为吐血目暗；尺芤，小便血，女人月事为痛。右寸芤，胸中积血，为衄，为呕；关芤，肠痈瘀血及呕血不食；尺芤，大便血。又云：前大后细，脱血也。非芤而何？

革与牢脉互换，沉伏实大，如鼓皮曰革。气血虚寒，革易常度也。妇人则半产漏下，男子则亡血失精。又为中风寒湿之诊也。

濡，无力也。虚软无力，应手散细，如绵絮之浮水中，轻手乍来，重手却去，为血气俱不足之候。为少血，为无血，为疲损，为自汗，为下冷，为痹。左寸濡，心虚易惊，盗汗，短气；关濡，荣卫不和，精神离散，体虚少力；尺濡，男为伤精，女为脱血，小便数，自汗多痁。右寸濡，关热憎寒，气乏体虚；关濡，脾软[②]不化饮食；尺濡，下元冷惫，肠虚泄泻。

牢，坚牢也。沉而有力，动而不移，为里实表虚，胸中气促，为劳伤。大抵其脉近乎无胃气者，故诸家皆以为危殆之脉云。亦主骨间疼痛，气居于表。

疾，盛也。快于数而疾，呼吸之间，脉七至，热极之脉也。在阳犹可，在阴为逆。

细，微渺[③]也。指下寻之，往来如线。盖血冷气虚，不足以充故也。为元气不足，乏力无精，内外俱冷，痿弱洞泄，为忧劳过度，为伤湿，为积，为痛，在内及在下。

---

① 疼痛：周本作“瘀血”。

② 软：原误为“次”，据周本改。

③ 微渺：原作“为渺”，文义不畅，据周本改。

代，更代也。动而中止，不能自还，因而复动，由是复止，寻之良久，乃复强起为代。主形容羸瘦，口不能言。若不因病而人羸瘦，其脉代止，是一脏无气，他脏代止，真危亡之兆也。若因病而气血骤损，以致元气不续，或风家、痛家，脉见止代，只为病脉。故伤寒家亦有心悸而脉代者，腹[1]心痛亦有结涩止代不匀者。盖凡痛之脉，不可准也。又妊娠亦有脉代者，此必二月余之胎也。

散，不聚也。有阳无阴，按之满指，散而不聚，来去不明，漫无根柢。为气血耗散，腑脏气绝。在病脉，主虚阳不敛，又主心气不足，大抵非佳脉也。

妇人脉法

妇人女子，尺脉常盛，而右手大，皆其常也。若肾脉微涩，或左手关后尺内脉浮，或肝脉沉而急，或尺脉滑而断绝不匀，皆经闭不调之候也。妇人脉，三部浮沉正等，无他病而不月者，妊也。又尺数而旺者，亦然。又左手尺脉洪大为男，右手沉实为女。又经云：阴搏阳别，谓之有子。尺内阴脉搏手，而其中别有阳脉也。阴阳相平，故能有子也。

凡女人天癸未行之时属少阴，既行属厥阴，已绝属太阴。胎[2]产之病从厥阴。凡妇人室女病寒，及诸寒热气滞，须问经事若何，凡产后须问恶露有无多少。

小儿脉

小儿三岁以下，看虎口三关纹色。紫热红伤寒，青惊风，

---

① 腹：周本无此字。

② 胎：原作“治”，形近而误，据周本改。

白疳病，惟黄色隐隐，或淡红隐隐，为常候也。至见黑色，则危矣。其他纹色，在风关为轻，气关渐重，命关尤重也。及三岁以上，乃以一指按三关寸关尺指三关。常以六七至为率，添则为热，减则为寒。若脉浮数，为乳痫风热，或五脏壅。虚濡为惊风，紧实为风痫，紧弦为腹痛，弦急为气不和，牢实为便秘，沉细为冷。大小不匀祟脉。或小，或缓，或沉，或细，皆为宿食不消。脉乱身热，汗出不食，食即吐，为变蒸也。浮为风，伏结为物聚，单细为疳劳。小儿但见憎寒壮热，即须问曾发斑疹否？此大法也。

诊家宗法

浮沉以举按轻重言，浮甚为散，沉甚为伏。

迟数以息至多少言，数甚为疾，数止为促。

虚实洪微以亏[①]盈言，虚以统芤濡，实以该牢革，微以括弱。

弦紧滑涩以体性言，弦甚为紧，缓止为结，结甚为代，滑以统动。

长短以部位之过不及言。大小以形状言。

诸脉亦统之有宗欤？盖以相为对待者，以见曰阴曰阳，为表为里，不必断断然七表、八里、九道，如昔人云云也。观《素问》、仲景书论脉处，尤可见取象之义。今之为脉者，能以是观之，思过半矣。於乎，脉之道大矣！而欲以是该之，不几于举一而废百欤？殊不知，至微者理也，至著者象也。体用一源，显微无间，得其理则象可得而推矣。是脉也，求之于阴阳对待统系之间，则启源而达流，因此而识彼，无遗策矣。

---

① 亏：原误为“风”，据周本改。

附《医书大略统体》

《黄帝内经》

按:《内经》轩岐书。原书十八卷,《素问》即经之九卷，兼《灵枢》九卷，乃其数。轩岐至唐宝应间，约三千四百五十八年。世本传蠹，文义舛讹。唐太仆王冰，夙志卫生，校旨责寄，乃汇集明经方彦，据隋全元起训解。冰谓得先师张公所藏秘本参详，历十二年，臻要成帙。冰序经，文简意博，理奥趣深。迨宋嘉祐，溯至唐二百九十五年。四民昧珍传习，代复湮误，时廷命林亿等重校。亿谓搜访中外，裒集旬岁，斯经不幸，隘于儒云仁术，不能并六经尊尚。贤者皆略而不及知，医者自画于不能知多，士遂罕穷研，古圣代天福民之典，世弊篾如。自宋迄今，五百余载，精入道者，能咸融体用，偏执方者，悉故托幽深，罔知历哲神圣功巧，不出经范，诚资生益寿之本宗也。凡攻斯道明经，必先预知统体敬用。考自《上古天真论》通《至真大要论》，共七十四篇，言天地阴阳变化，死生象候表兆，焕焕郁郁，粹致精醇。七十五至八十一七篇，以至真至要之玄，为云术、云医之典。启对繁率，论次混淆，想断简残篇，宋人补缀也。慎思明辨，泾渭自分。其《灵枢》八十一篇，义备理微，广敷博集。越人演其二三，合旨符经，并行不悖。刘舒温论奥三十条，成于元符己卯，亦可释隐通玄。遗篇文虽近幻，穷理亦不相妨。若伤寒汗瘥、识证归钤等例，诞凿难据，肆伏秋杀之机，忍贼春仁之造。若妄由之，诚万世仲景之罪人也。道钟神秘，寿夭攸悬。宋史崧谓医不读《内经》，杀人毒于挺刃。人子不读，亦为不孝。恒志恳求者，毋甄世弊，畏难苟安，管见执方，小成自画。务必栖心刻意，索隐探玄，质友询师，会经寻注，全真导气，利益无穷，释缚脱艰，阴功不浅。夫寿亲荣亲，明道行道，迹殊理一，何必拘拘，谓登庸枢要而后为学哉！一阳子稽首，叩首，愿名公高士，咸责世人体焉。洋溢中外，普运春仁，敢为千载是仰。

一阳曰《轩岐经》之济生，即孔孟道之植世，切务于人之水火粟帛也。告戒叮咛，祈世珍尚。余书自《难》《脉》以下，从约略节，剖白统体，不类此经琐赘。

《黄帝素问白文》

嘉靖中，维扬盐院朱两崖翁梓行《内经》，召二医校正誊录讹字，不知所召者于经自来未识，妄禀“删去小注，白文易读”误。今板存两淮运司刷订文，人引贽昧。启玄子序云：精勤博访，并有其人，历十二年，方臻理要。今白文传习，是令瞽人冥行。上古文字句读，皆不能辨，近负粨[1]台之仁，远虚王氏之志。禀删去小注者，其今古之罪人乎？

《素问钞》

考滑氏传，伯仁许襄城人，性警敏，习儒于韩说先生，日记千余言，操笔为文辞，有思致。师王居中，读《素问》终卷，乃进请其师曰：经之为说备矣，篇次无绪，错简不一，理奥义深，读者便不易晓，愚虽不敢谓剪其繁芜，而实撮其枢要，乃

① 粨：指“百米之内”。

分钞资学，诚历代哲人之所未备。其脏象、经度、脉候、病能、摄生、论治、色诊、针刺、阴阳、标本、运气汇萃一十二条，井井秩秩，约文敷畅，至当归一，理有条贯，义自昭然。而祁门汪机，续引王注，间附己意，启蒙易悟，运气易考，珠贯备细，陋试颇详。但汪机序钞不工，如抛砖引玉之言，鄙俚浅俗，疑续注微意，恐非机笔。予有师识西泉潘子者，昔年持《素问》相与寻绎，亦尝寻章逐句，因文论之轻重，顺启对之浅深，通经草创。潘携去录真，不意天不假潘寿，人亡经失，时欲复正，惰迈力衰，姑记《上古天真》一篇，略节录附，以见中年志用之悬云。

《上古天真论提掇》一篇

黄帝坐明堂，临观八极，考建五常，此三句出《五运行大论》，引为篇首。乃问于天师曰：余闻上古之人，春秋皆度百岁而动作不衰，今时之人，年半百而动作皆衰者，时世异耶？人将失之耶？岐伯对曰：上古有真人者，提挈天地，把握阴阳，呼吸精气，独立守神，肌肉若一，故能寿敝天地，无有终始，此其道生。中古之时，有至人者，淳德全道，和于阴阳，调于四时，去世离俗，积精全神，游行天地之间，视听八达之外，此盖益其寿命而强者也，亦归于真人。其次有圣人者，处天地之和，从八风之理，适嗜欲于世俗之间，无恚嗔之心，行不欲离于世，被服章，举不欲观于俗，外不劳形于事，内无思想之患，以恬愉为务，以自得为功，形体不敝，精神不散，亦可以百数。其次有贤人者，法则天地，象似日月，辨列星辰，逆从阴阳，分别四时，将从上古，合同于道，亦可使益寿而有极时。此是本篇尾，今提掇为岐伯答帝之言，此说有条理。夫上古圣人之教下也，皆谓之虚邪贼风，避之有时，恬淡虚无，真气从之，精神内守，病安从来。是以志闲而少欲，心安而不惧，形劳而不倦，气从以顺，各从其欲，皆得所愿。故美其食，任其服，乐其俗，高下不相慕，其民故曰朴。是以嗜欲不能劳其目，淫邪不能惑其心，愚智贤不肖不惧于物，故合于道。所以能年皆度百岁而动作不衰者，以其德全不危也。今时之人不然也，以酒为浆，以妄为常，醉以入房，以欲竭其精，以耗散其真，不知持满，不时御神，务快其心，逆于生乐，起居无节，故半百而衰也。帝曰：人年老而无子者，材力尽耶？将天数然也？岐伯曰：女子七岁，肾气盛，齿更发长。二七天癸至，任脉通，太冲脉盛，月事以时下，故有子。三七肾气平均，故牙[①]生而长极。四七筋骨坚，发长极，身体盛壮。五七阳明脉衰，面始焦，发始堕。六七三阳脉衰于上，面皆焦，发始白。七七任脉虚，太冲脉衰少，天癸竭，地道不通，故形衰而无子也。丈夫八岁肾气实，发长齿更。二八肾气盛，天癸至，精气溢泻，阴阳和，故能有子。三八肾气平均，筋骨劲强，故其[②]牙生而长极。四八筋骨隆盛，肌肉满壮。五八肾气衰，发堕齿槁。六八阳气衰竭于上，面焦，发鬓颁白。七八肝气衰，筋不能动，天癸竭，精少，肾脏衰，形体皆极。八八则齿发去。肾者主水，受五脏六腑之精而藏之，故五脏乃能泻。今五脏皆衰，筋骨解堕，天癸尽矣。故发鬓白，身体重，行步不正，而无子耳。帝曰：有其年已老而有子者，何也？岐伯曰：此其天寿过度，气脉常通，而肾气有余也。此虽有子，男不过尽八八，女不过尽七七，而天地之精气皆竭矣。

---

① 牙：据《素问·上古天真论》，“牙”上脱“真”字。

② 其：《素问·上古天真论》作“真”。

帝曰：夫道者，年皆百岁，能有子乎？岐伯曰：夫道者，能却老而全形，身年能寿，能生子也。

《难经》

《难》之为书，乃秦越人摘古经，并《素》《灵》精萃，切治生之急务者，演八十一条，为医道之纲领。历哲注释，滑氏居优。今夫学者，若徒能诵记，而不从师讨论，恒志潜心，白首不能入其堂室。愚三月荒疏，胸中似生荆棘。其经文字句，前人略而未释者，又僭妄补遗，文义备载《难经》各条下，不敢复赘。

《图注难经》

乃四明张世贤，袭取纪天锡、袁坤厚、虞庶旧章，断简残文，浅附己意，欺为新撰，维扬运司梓行，失旨处颇多，合义处亦有。初学取观，亦为少助。若许之尽是不可，斥之尽非亦不可也。学者久味造深，朱紫自辨。

《图注脉诀》

张世贤《图注脉诀》，首填西晋王叔和撰，渠昧非王氏之笔，已自呈露矣。前《难经》窃取旧章，图冗板多。欲以《脉诀》配经，缘《脉诀》词直义浅，无疑用释。若不妄加牵合附会，则板叶与《难经》多寡不称。却窃伪洁古《药注》全文，紊陈图局，铺叙相耦，以为己撰，欺文人作序，诬誉于一时，而实迹遗陋于后日，嗟哉！张氏子乎？《脉诀》已昧为王氏之书，而《药注》又妄记张氏之作。夫《难经》袭讹，明者自正，有舛于学，无害于人。今《药注》妄引，俾初学脉理疑似，施治浪率，其伤人可胜计哉！夫《脉诀》相传卫生，而世贤谬传戕生，罪于世贤何诛？且阴阳造化不测之谓神，脉理变化不测，肖阴阳之神，神也，乌可按图索骥，而谓可尽述其神哉！缙绅达彦，取王氏真《脉经》参之，则世贤知医乎？否乎？袭旧章惑世诬誉乎？否乎？予过斥乎？否乎？美恶自彰彰矣。庸才岂敢吹毛方人，但重天升之生，命乃世人所贵，僭为之辩。

《张洁古药注脉诀》

此非易水老子张元素洁古之笔，乃通医好事者，钞王氏《脉经》平人下部尺脉，用针药两治之说，引伸触类而妄为之者。洁古当时名重，人托为之。学者不可偏见固执，信为真书永式。若人脉理果能精按不忒，广野置兔，幸投一二，否则绝人长命，流祸无穷。然今人于脉，指下昧者，比比皆然。疑似之脉，不能枚举。晋王叔和自序经云：脉理精微，其体难辨，洪、紧、浮、芤，展转相类，在心易了，指下难明。以沉为伏，则方治永乖。恃缓作迟，则危殆立见。致微疴成膏肓之灾，俾滞固绝振起之望。是以俗医知有陶氏六书，而不知有仲景。譬知有时文，而不知有经史。其过一律也。昔人确论谓，考洁古《药注》，疑其草率，姑立章旨，义例未及成书也。今所见者，往往言论于经不相涉，且无文理。洁古平昔著述极醇正，此绝不相似，不知何自，遂乃板行，反为先生之累。岂好事者为之，而托为先生之名耶？要知后来东垣、谦甫、海藏辈，皆不及见。若见必当与足成其说，不然回护之，不使轻易流传也。庸陋援古证今，以见其的。

《高阳生脉诀》

非晋王叔和真书。王氏《脉经》十卷，总九十七篇。昔人谓刘三点《脉诀》出，而叔和经之名犹在，及托叔和《脉诀》行，而经之理遂微。后经亡世远，人人复口熟《脉诀》，以为能，奚从心究其经之为理。古人历言其词之鄙俚，然亦有资于初学。先贤亦许掌后高骨为关之句稳当，而彦修因冷生气一句痛斥其非，亦方人太过也。然自左心小肠肝胆肾云云，高阳生撰。欲测病兮死生云云，通真子刘元宾撰。读王氏《脉经》，不辨自明。

又考宋绍定四年辛卯，秋九月二十五日，东阳柳赟有辩，疑谓宋之中世，始次为韵语，取使讲习，摭其条肄，而忘其根节。

龙兴路医学教授谢缙翁云云，今称王叔和《脉诀》者，不知起于何时，惟陈无择《三因方》序云“六朝时有高阳生者，剽窃作歌诀”，刘元宾从而和之。

宋朱晦翁于庆元初，跋郭长阳医书，谓俗间所传《脉诀》，词最鄙俚，非叔和本书。

宋神宗熙宁初，陈孔硕序云:《脉诀》出而《脉经》隐。

《王氏脉经》

熙宁元年，七月十六日，高保衡、林亿、王安石等，承诏典校古今方书，所校雠中《脉经》一部，乃王叔和之所撰集也。叔和西晋高平人，性度沉靖，尤好著述，博通经方，精意诊处，洞识修养之道。考其行事，具唐甘伯宗《名医传》中。观其书，叙阴阳表里，辨三部九候，分人迎、气口、神门，调十二经二十四气，奇经八脉，以举五脏六腑、三焦、四时之疴。若纲在纲，有条而不紊。使人占外以知内，视死而别生，为至详悉，咸可按用。其文约，其事详。其为书一本《黄帝内经》，辅以扁鹊、仲景、元化之法。奇怪异端，不经之说，叔和不取。是以历千百年而传用无毫发之失。和以脉理精微，其体难辨，况有数候俱见、异病同脉之惑，专之指下，不可以尽隐伏，而乃广述形证虚实，详明声色王相，以此参伍，决死生之分，故得十全，无一失之谬。自晋室东度，南北限隔，天下多事，于养生之书，实未遑暇。好事之人，仅有传者。今考《素问》、《九墟》、《灵枢》、《太素》、《难经》、《甲乙》、仲景之书，并《千金方》及《翼》，以校正为十卷，总九十七篇。施之于人，占外知内，视死别生，无待饮上池之水矣。此是《脉经》序述以取证。

《太素脉诀》

《太素脉决》，其文私相传录，秘习日久，得之者隐为琛玩。至卢陵彭用光，其授有自，亦由恒志恳造之真确，而又不隘为己私，遂公于梓行。其论命宫财帛、兄弟田宅、男女奴仆、妻财疾厄、迁移官禄、福德行藏，按五行分格局，四时五脏，生克制化，委曲有条。其间或有井井刻应，亦理之，不可谓其必无者。但五运时行，民病之治，太过不及，为一定之说，执其年必有如斯之病，执其治必用如此方，似有大疵。夫天之运气，人之病情，千绪万端，焉能固而为一，于中不无有刻舟求剑之愆。令人尽信书，则不如无书也。昔曾闻知者云:《太素》钩玄精妙之微，望、闻、问、切之巧，非泥于篇章言语形容者，要智巧融贯，因时随寓而理会之。业《素》《灵》高士，暇而推之，亦可有资生克识见。

予陋其某年运气，定有某病，定要用某药之失，岂无引证，肆于方人。予曾授受一运气歌曰：

风应庚兮火应丁，寒居甲地暑居辛。
燥当丙位分符合，湿化须当向乙侵。

据此歌，焉有某年运气，普天之下，人俱有疮疡、淋气、喘嗽；某年运气，率土之滨，人俱有黄疸、衄衄；某年人俱有疟痢、寒中。夫物之不齐，物之情。四时感触之不同，四方地土亦各有异。况人有老少，禀有厚薄，气有醇漓，病有深浅，焉可执一而无权衡哉？虽曰必先岁气，无伐天和，须因时而斟酌之为望。

《医经小学》

《医经小学》，吾乡刘宗厚先生真诚采集，以式后学。人能熟读玩味，上工的确纲领，不可轻弃，以负先生所期。援引皆理要之言，诚入道之门，积学之基，卫生之先务，厘为六卷。其诊脉入式，方脉举要，日久融贯，不必诵高阳生语矣。运气委曲颇详，但前序后首引先生曰：吾每治病，用东垣之药，效仲景之方，庶品味少而药力专精。似彰丹溪造诣忽略，而僭诮东垣药品之繁，不体当时，因制之宜，反为彦修方人之累，致衅后学借口，用药只求简当，往往拘泥，致病不中疗。又引云：自有《内经》以来，历代著述，至元时一百七十九家，二百九部，一千二百五十九卷，所可法者七书。不尊仲景而先成无己，似未稳当，甚为一时援引之隘，抑恐讹于录梓者简错。其七十二候，内遗麦秋至一候，并体贴气候字眼，悉顺历候补正，今附于后。

立春正月春气动，东风能解凝寒冻。
土底蛰虫始振摇，鱼陟负冰相戏泳。
半月交得雨水后，獭祭鱼时随应候。
候雁时催也北乡，那看草木萌芽透。
惊蛰二月节气浮，桃始开花放树头。
仓鹧鸣动无休歇，催得胡鹰化作鸠。
春色平分才一半，向时玄鸟重相见。
雷乃发声天际头，闪闪云间始有电。
芳菲三月报清明，梧桐枝上始含英。
田鼠化鴽人不觉，虹桥始见雨初青。
三月中时交谷雨，萍始生遍闲洲渚。
鸣鸠自拂其羽毛，戴胜降于桑树隅。
立夏四月节相争，知他蝼蝈为谁鸣。
无端蚯蚓纵横出，有意王瓜取次生。
小满瞬时更迭至，闲寻苦菜争荣处。
靡草于村死欲枯，微暑初暄麦秋至。
芒种一番新换互，不谓螳螂生如许。
鵙始鸣时声不休，反舌无声没半语。
夏至才交阴始生，鹿头角解养新茸。
阴阴蜩始鸣长日，细细田间半夏生。
小暑乍来浑未觉，温风特至褰廉幕。
蟋蟀才居屋壁诸，山崖又见鹰始挚。
大暑虽炎犹自好，且看腐草为萤秒。
匀匀润土散溽蒸，大雨时行苏枯槁。
大火西流又立秋，凉风至透曲房幽。
一庭白露微微降，几个寒蝉鸣树头。

一瞬中间处了暑，鹰乃祭鸟谁教汝。
天地属金始肃清，禾乃登场收几许。
无可奈何白露秋，大鸿小雁来南洲。
旧时玄鸟都归去，教令诸禽各养馐。
自入秋分八月中，雷始收声敛震宫。
蛰虫坯户先为御，水始涸兮势自东。
寒露人言晚节佳，鸿雁来宾时不差。
雀入大水化为蛤，争看篱菊有黄花。
休言霜降非天意，豺乃祭兽班时意。
草木皆黄落叶天，蛰虫咸俯迎寒气。
谁著书来立冬信，水始成冰寒日进。
地始冻兮坼裂开，雉入大水潜为蜃。
逡巡小雪年华暮，虹藏不见知何处。
天升地降两不交，闭塞成冬如禁固。
入得大雪转凄迷，鹖鸣不鸣焉肯啼。
虎始交后风生壑，荔挺出时霜满溪。
短日渐长冬至矣，蚯蚓结泉更不起。
渐渐林间角解麋，水泉温动摇井底。
去岁小寒今岁又，雁声北乡春去旧。
鹊寻枝上始为巢，雉入寒烟时一雏。
一年时尽大寒来，鸡始乳兮如乳孩。
征鸟当权飞厉疾，泽腹弥坚冻不开。
五朝一候如鳞次，一岁从头七十二。
达人观此发天机，多少乾坤无限事。

原在《医经小学》后，既补正，应附于此。

运气候节交应时刻数诀录梓于此，以俟知者

前九之年二月中，今年元旦日时同。

月月十五是初一，千年万载不移宫。

三十六年寒露逢，日主时辰一般同。

今岁立春值此日，时时刻刻在其中。

四十七年加两月，今年闰月过此宫。

闰年只在闰月起，三年两头再加逢。

五时二刻惊蛰二月节求春分，十时四刻清明三月节头谷雨。

立夏一日三时四月节六小满，芒种一日九时五月节攸夏至。

二日二时二小六月节暑大暑，二日四时七刻七月节秋处暑。

白露三朝单六八月节刻秋分，寒露三朝六时九月节收霜降。

立冬三朝十一十月节二小雪，大雪四四两头十一月节流冬至。

小寒四日九时十二月节六大寒，五日三时打春正月节牛雨水。

《脉诀刊误》

龙兴路儒学教授戴起宗著，依高阳生原本逐句寻章，因其用字不稳当者，顺韵更改，于中备细援引《素》《灵》论脉之源，而明关部起于越人。是非甚详，且陈奇经八脉，铺叙委曲，资益医儒，真可准式，初学当熟读玩味。但吴澄序高阳生《脉诀》斥为庸下人所撰，乃儿童之谣，章拯序杂，窃先人之言，碎辏补缀，甚污戴公之述。

《脉诀图说》

丹溪朱彦修著。彦修论脉法配天地，引黄钟数，以申明男子尺脉恒弱，女子尺脉恒盛，却优于《难经》男女生于寅申之别。其南北二政、六甲子图局甚彰运气。寸、关、尺三部九候

刻应之式，三因脉、祟脉分剖，有条有格，致检阅者不可忽略。

《脉诀理玄秘要》

乃熙宁五年，刘开著，大概体段简捷可观。

《刘张心法掌中金》

《刘张心法》，大概用辛凉寒凉攻下半边多，学者观之，宜为适，宜增减，不可固执。

《脉诀须知》

琅琊吴仲广解义，一书二序。义陋不符，实书房梓人辏者，有污通真子之名，而其间牵引杂说，虽于道理不甚悖逆，而杂若鹑衣百结，剽窃零碎，不能一气通畅检之，亦可知得此一等议论。

《玄珠密语》

《玄珠密语》，传为启玄子集。谓之玄珠者，序云“玄珠子密授”之语也。《别录》云：黄帝遗玄珠，索之不得，使罔象得之，盖喻道玄耳。古人亦有“窗间默坐落玄珠”之句，可见玄珠罔象之义。考《内经》启玄子序云：别撰《玄珠》，以陈至道。小注又云：无存。予考今之所传者，有《五运元通纪》《迎随补泻纪》《运符天地纪》《天元定化纪》《观象应化纪》《天运加临纪》《地化生明纪》《时化居间纪》《地运相乘纪》《占候气运纪》《天罚有余纪》《阴亏平正纪》《运临超接纪》《运通灾化纪》《灾祥应轮纪》《南政顺司纪》《北政右迁纪》《司天配轮纪》《正化令专纪》《对司易正纪》《三元配轮纪》《地合运胜纪》《胜符会对纪》《灾郁逆顺纪》《地土间物纪》《五行类应纪》《生禀化源纪》《六元还周纪》。三十纪篇，观象观物，五行人事，悔咎吉凶，秘理攸寓，井井可观。据前序文不工，足征无存之注，虽非王氏真书，然依衡仿佛，亦术之精思刻意者，学者阅之，亦资明运气微奥。其小而地化生明、时化居间，地运相乘；大而占候气运、五行类应、生禀化源等。纪达者玩之，甚资搜涉意味。

《巢氏病源》

《病源》之书，隋大医博士巢元方撰集于大业六年。条陈病之源委，故书名《病源》。自中风立论候五十九条，论虚痨候七十五条，腰背候十条，消渴候八条，解散候二十六条。然解散之药，今时无传，而解散药发动之候，为工者不可不知。论伤寒候六十七条，时气候四十三条，热病候二十八，温病候三十四，疫疠候三，疟病候十四，黄病候二十八，冷热候七，气病候二十五，脚气候八，咳嗽候十五，淋病候八，小便候八，大便候五，腑脏候十三，心病候五，腹病候四，心腹病候七，痢病候四十，湿䘌病候三,九虫病候五，积聚候六，癥瘕病候十八，疝病候十一，痰饮候十六，癖病候十一，否噎候八，脾胃病候五，呕吐候六，宿食不消候四，水病候二十二，霍乱候二十四，中恶候十四，尸病候十二，注病候三十四，蛊毒等候三十六，血病候九，毛发候十三，面体候五，目病候三十八，鼻病候十一，耳病候九，牙齿候二十一，唇口候十七，喉心胸候十一,四肢候十四，瘿瘤候十五，丹毒候十三，肿病候十七，疔疮候十三，痈疽候四十五，瘰病候三十五，痔病候六，疮病候六十五，伤疮候四，兽毒候四，蛇毒候五，杂毒候十四，金疮候二十三，腕伤候九，妇人杂病候一百四十一，妊娠候六十一，将产候三，难产候七，产后病候七十一，小儿杂病候二百五十五。大目共五十卷，小目分为七十一款，计论一千七百二十九条。汇萃群说，精陈至理，天时人事，经络机宜，内外三因，形证色脉，吉凶藏否，罔不该载。其养生、导引、按摩，即熊颈[①]鸱顾之法，无非疏通骸窍，畅达荣卫，默符古人，歌咏舞蹈，隐而不露，圭角之旨，玩味精详，融于施治，无往不可。或人疑其备密，恐有凿处。予答曰：有无未可知，此疑是仲由不悦尼父之见南子也。达者毋忽。

《绀珠经》

《绀珠经》朱抝好谦所集，云渠父授业于李汤卿，而抝得传心之书，列原道统，推运气，明形气，评脉法，察病机，理伤寒，演治法，辨药性，列十八剂，共九篇。然匡廓虽正大，肤识偏固之论亦随之。大概演刘张之绪余，其心法时措之宜，乌可云尽其秘哉！抝以刘张之法，在兹尽之自画矣。观其治法，首论中风，固执“热极生风”之句，准以风俱由内热而致，不论《内经》“风为百病之长”“八风苛毒[②]”之箴。云不可顺气，而辄以三化承气急下。口闭不用斡口启牙数法，以药从鼻窍灌入。经论诸病，以顺气为先导，论病须分在经、在腑、在脏。先哲悉有次第，且谓风不可便以苦寒之药妄下，便字妄字，皆隐可与不可与缓急之机，而渠例以下药为常，固用防风通圣、凉膈、承气，且通圣方内，有硝、黄、翘、滑；而渠为

---

① 颈：原假为“经”，据文义改。

② 八风苛毒：《素问·生气通天论》有“大风苛毒”，疑“八风”误。

汗剂，若值隆冬盛寒之时，施于贫苦陋室敝衣羸瘦之人，汗果能发否？假使中疗，亦当消息，曷不观《溯洄集》议论通圣得失甚详。予序云：方有偏寒偏攻者，此等也。其引《内经》二阳之病发心脾，并王氏注云：心受之则血不流，脾受之则味不化。注虽善，而王氏失于分开，血不流则女子不月，味不化则男子少精，是有女子主心不主脾，男子主脾不主心之疵。前哲立论，只可浑同说。女子主不月、男子主少精为当。今渠依王注，既宗刘张，则刘张当时从分开说，无定见矣。噫！片言之差，千载之谬，人造就无刘张之识见，而窃附刘张之名，施治固执刘张之定方，吾恐不惟潜损阴德于己，而实戕贼生命于人。达者于此书，六略博通洞识。潘阳坡十八法，遵刘张是如此云云，合宜审用，不泥为例善矣。今淮有春谷潘斐，东阳陆侃，玉津刘胜，别宗有自，体用得宜。刘张之文予亦剽窃，若僭谓此书之不善，诞妄也。

《褚氏遗书》

齐大夫褚澄彦道所集，河南阳翟人，宋武帝之甥，尚书左仆射湛之之子，庐江公主之夫，齐太宰侍中录尚书公渊之弟。澄，志邃于医，子孙以是书勒石殉葬。黄巢变乱，益发澄墓，移石穴外。维扬萧广取为己墓附棺之椁。萧墓去扬城三十五里陈源桥，出萧渊序。至靖康金人犯顺，广之子孙因盗发墓，预移广棺于住侧，其石遂传于世，出释义堪序。其《受形》《本气》《平脉》《津润》《分体》《精血》《除疾》《审微》《辩书》《问子》十条，二千六百二十言。其《受形》，出《灵枢》中。《本气》云阴阳、子午、左右、手足循行，不敢云非，但与《内经》肺寅大卯、任督八脉上下默贯、五十度周身之说，悬绝不同。《平脉》女子右心、小肠、肝、胆、肾与自古经文不侔。自叔和立经之后，无有依据者。终句又以人之呼吸定至，云皆末，盖天地不出呼吸两字，人无呼吸不生，舛谬大甚。《津润》《分体》《精血》亦寻常符经之语。其《除疾》内有不善治之医，并《审微》内似是实非之语。病有微而杀人，势有重而易治，精微区别在良工等言合旨。《辩书》内云：师友良医，因言而识变，观省旧典，假筌以求鱼，博涉知病，多诊识脉，屡用达药。此数语征澄攻医经验之实。其《问子》一条，有子无子，在阴阳完实未实上说，亦善。多女求多男，妇人亦理之有者。其僧尼寡妇治疗不同，出别籍。煮蒜吐李，道念鸡疾，出《医说》，医齐高帝爱子豫章王嶷疾立愈，载史传。大抵此十条，子读亦平易，不足为奇，然女人右心、小肠、肝、胆大舛。大抵未读《素》《灵》方言哲论之士，辄秘珍罕。噫！视此罕秘，则《素》《灵》当秘之何如哉？

《诊家枢要》

滑氏撰述。其来去至止，是指下切脉的分别处。已梓，附《统宗》，以便来学，不俟剖赘。

《十四经发挥》

滑氏用心考撰，部穴精邃，本经流注，有历循至抵之殊，交际有会遇行达之别，阳顺步，阴逆旋，粗心者，不可易得。学者熟读玩味，年久岁深，神领默悟，可俨然洞视腑脏二三。针灸弃此，瞽人冥行。十二经兼督任为十四经。外有阴阳维跷之叙，以备参考。用心之仁，不啻化工之造万物，而无毫发芥匿之私乎？仁哉！伯仁乎！无忝为伯仁矣。达者，珍之。

《医说》

东阳医士张季明，集于宋嘉定间，历开禧、宝庆、绍定时。儒优其造，谓不可轻医为伎艺类。人能如季明集书之心为心，道义可与相耦。其原引三皇历代贤哲，神巧起疴有征者，百二十余家，书虽不能尽录其神治之人，而后学亦大有取其所治之法。末陈轻贿重生之医，贪色尚利之报，感发惩创，机缄潜钟，俾工造肄归正，张用心仁矣！但扪腹针儿之说，隘据昔传，略穷体认。近世针医无耻，袭为渠治，产难之施，更作儿手扯母心，渠针下之，儿下指有针痕，不思人心在膈上，下有膈膜遮护肠胃沤浊之气，况心悬近膻中，部穴针禁。且父母精血交姤[①]，受胎之初，默萌胞形，维络之妙，啻卵生者，即有壳裹，儿在胞内，自足厥阴培至足太阳膀胱经，十月各有攸司，惟心为君主之官，与小肠相联，两经不与。愚疑此说，每制大造丸紫河车，屡用利刃不能解，抑儿之爪甲，果强于锋刃乎？儿在母胞内，至十月日渐近下，去心稍远，儿出之时，其胞所出之处，亦如卵壳头自薄而破，非人力可为者，焉有出胞舒手反上扯肠胃之理？经分大小肠左右叠积，各一十六曲，脂膜委曲相联。胃又在二肠之上，以儿指论之，较肠之方广，短不能援，滑不可掬，舛缪昭然。别余载治机，事出理外，法近于神。神者，又难拘隘于常论也。剖腹易心，书史相传。学者须容心体认，自不偏信借口。

---

① 姤：原作“垢”，据文义改。

《华氏内照图》

《内照图》，华佗之书。世传先生神目，置人裸形于日中，洞见其人腑脏，是以象图。又移形色于面，俾后人准之，为论治规范。予先年精力时，以医随师征南，历剖贼腹，考验腑脏，见肺系于臂，肝靠于胸。胆在肝叶下，左近乳稍低，有中样牛胆大，青黑色。心大长于豕心，而顶平不尖。大小肠与豕两肠无异，惟小肠上多红花纹。膀胱云州都之官，真是脬之室，余皆如《难经》云。咽喉两管，咽以咽物，喉以候气，即俗云气食之说也。当脊中为督脉经行之部，上过脑入龈交，下至二十一椎尾闾，近前屏翳与任脉交会地界，有二孔，近脊者出精，即经谓之挺孔。一孔由宗筋出小便，即经谓之溺孔，与咽喉上下相应。佗原本无药方，今图世代摹勒，不复旧制，后人杂赘方论梓行，佗之真书迨此混淆矣。

《原病式》

此书金时刘守真先生撰。先生明经立论，于《素问》七十四篇《至真大要论》内，取岐答帝问病机、诸风掉眩皆属于肝、诸寒收引皆属于肾云云详见本经。先生支分节解五运主病，木、火、土、金、水；六气为病，风、热、湿、火、燥、寒；机宜拒格之辩。又祖岐引《大要论》"谨守病机，各司其属，有者求之，无者求之，盛者责之，虚者责之，必先五胜，疏其血气，令其条达而致和平"数语，引伸触长，谓肾虚本热，不可谓寒，而医勿以热药为补剂，大发前哲之未条陈。但七节之旁，中有小心，立议乖悖经旨。夫人脊骨二十一椎，椎即先生之云节也。皆自上而下，故大椎下起五脏之俞。肺俞三椎，心俞五椎，脾俞九椎，肝俞十二椎，肾俞十四椎，万世不易之典。先生舍胞络而以命门为小心，改十四节而为七节之称。夫自下逆数七节，乃古法十五椎。命门却又在下逆上数之八节矣，而牵引为七节之说，地部不合，矛盾昭然。考自有经以来，未闻有云肺在十九椎，而心在十五椎之旁也。夫膻中者，父母之官，手三阴从胸走手，手厥阴心包络发原，正在心五椎下二节七节之旁，与膻中平对，并不可紊。先生此言误甚，是智者千虑，必有一失也。愚不避讳先生之名，而钳口隐之，僭为剖白，姑俟哲人再考。

《名公医萃》

钱塘兰谷道人萧昂士颙集。云医理之玄微，据滑氏《诊要》，伪洁古《药注》，敷演成帙，亦用心于脉理者。但《色脉铭》内脉以应月之理，月字玄微，遗而不明，使欲明之，亦容易说不出，俟哲者再考。

《医学碎金》

番阳周礼正伦集古经捷经[①]条目，大略关键梗綮，令人应酬，不出绳目。学者玩之，资助纲领甚便，委曲有自。

《医学权舆》

义乌傅滋时泽著，采取铺叙施治歌括，虽简而颇正。学者味之，亦仓猝[②]可大概立意，不为无益。

---

① 经：通“径”，小路。《荀子·劝学》：“学之经莫速乎好其人，隆礼次之。”

② 仓猝：原作“怆悴”，据文义改。

《五诊》

是集句曲斗岩山人陈景魁先生著述。谓之五诊者，论色、声、问、脉、形，皆五者之要。其一曰《诊色潜机》，二曰《诊音约旨》，三曰《诊问汇征》，四曰《诊脉切要》，五曰《诊形遗则》。一本《素》《灵》《难》《脉》，由博入约，撮其枢要。其《诊问汇征》，默寓贞玄，隐钟秘奥，永为医流之屏障。释问难之乖疑，弭求诊之妄念。先生为己助医之切，学者观之，抑能知否云？抑熟思景仰否云？

《天医十三科真言篆》

据《金书》载此科式，亦《玉函琳琅秘典》玄文。正乙坛宗，专于诵经科，应酬人事，不行此道，惟方外南五，华山诸派，黄冠羽衣，阐袭有验。天地造化之妙，阴阳良能，流动之机，声形刻应，影响妙化，出儒论之外。即传云：拯其至圣人，亦有所不能尽知者。愚谓圣人非不尽知，但圣不自认穷尽造物耳。圣人不能尽知，斯道如何肇立？夫移精变气之典，上古由来，学者不可执谓幻杳。人若久历方舆，栖真志玄，自识此般理趣。

《经史证类[①]大观本草》

《大观本草》，古本三卷，炎时三百六十五种，至梁陶弘景增为七百三十种，卷分为七。唐苏恭又增药为八百四十四种，书为二十卷，世谓唐本草。宋开宝中，取医《得效方》

---

① 类：原误为“数”，今改。

一百一十三种益之，李昉、扈蒙等加正。蜀孟昶命臣韩保升等，以唐本《图经》参比为书，世谓蜀本草。如徐之才之《药对》，陈藏器之《拾遗》，杨振之、杜善方、陈士良、日华[①]子、寇宗奭，递相增附，互有注释。蜀唐慎微又于《图经》之外，增药六百余种，益以诸家方书及经子传记、佛书、《道藏》。凡该明乎物品功用者，各附于本药之左，为书三十卷，名曰《经史证类》出明商辂序。其麻革序、曹孝忠序，备论甚详。内所引经史，计二百四十七家。《嘉祐》补注药品，一千一百一十八种，《证类》新增药品六百二十八种，共一千七百四十八种。《嘉祐》补注总叙、《图经》序、《开宝》重定序、唐本序、梁陶隐居序上本说上中下三品并上本九条。议论虽前代之书，而甚切今时之弊，学者恒心玩味，充广识见，天时地利人事，备载论中，贵生者究之，资寿大法式。

《本草集要》

王汝纶先生自序：因《政和本草》浩瀚，而内遗金元诸贤之说，且人情怠惰，厌于检阅，知世医陋妄，谓古人因病以立方，非制方以待病，病情万变，岂一定之方可尽。示学医之道，莫先于读本草，药性明，然后学处方；知处方，然后讲病因；知病因，然后讲治法；知治法，然后讲脉理，以及乎察色、听声、问证之详。斯学有次第，而医道可明。分上中下三部，为八卷，名曰《本草集要》。予据王云学医，由药性以致察色听声，似有次第。脉理无真师传授，日积月累，久久成熟，而一旦贯通声色之巧。吾恐斯理，非忆度可造。先生以医之脉理、

① 日华：原二字漫漶不清，据文义当为“日华”二字，故补。

察色、听声易言之，则视医易通，而人之生命亦轻矣。愚询师质友，三十五年，精力不替寒暑，而尚昧入，不得其堂室，愈恳愈愚。想先生虽集本草，不曾有十分下手工夫到地位处，先贤论道理极处，便云到此地位，功夫尤难，诚哉！身体力行之言也。告我同志者，不可轻人生命，自谓知医，是仰！是仰！

《本草发挥》

元至正间，山阴徐用诚，取洁古、东垣、海藏、丹溪、成无己等药品群论，类集成帙。载分药有木、火、土、金、水之性，阴阳、升降、浮沉之理，某经某药为引，金石属五行，以配属人之五脏，似亦精详，但药品聊取眼前便于常用者二百七十种，余无所引者，不能全集。考用诚误认《珍珠囊》为李东垣之书，不言洁古；以《汤液》为王海藏之药，不本自伊挚。抑用诚别有所考欤？抑相传摩梓之错欤？书后杂录诸家切要之说，阅者留心味之，甚切取用之法。

《本草单方》

翰院王谕德集于弘治丙辰间。闲中阅《大观本草》，见汉晋以来，神医名方，往往俱在本草间，取试之立验，念穷乡下邑，独以《海上方》为良，不知皆出乎此。遂分门逐类，冠贤哲病因于首，分为八卷，以中风伤寒等为第一卷，诸气血证等为二卷，诸虚等为三卷，鼻眼耳齿为第四卷，疮疡为第五卷，金疮折伤为第六卷，妇人门为第七卷，幼科为第八卷。仓卒之间，采取甚便。斯虽出自《大观》，而病情不一，因病检方，开卷不易便得。王集此本，其用心何其仁哉！医者诚能于采取之时，以诊为先，辨人病之新久，阴阳表里虚实，庶几应手作效。体公之仁心，实得方而疗病，不因方而困病也。方无定体，在用者取之何如，毋恃方孟浪试人，伤生之鹭有报。论单方，予思上古风土药性方宜贞醇，人禀赋太朴，四时采取根苗花实，故药一味可治数疾。迨今风土天时人事，校上古不侔，医若固执此本，品味独而药力专精，量十可中二三耳。学者通融上古经文七方之说，有某病，却取可独行者为君，而并复之，庶几推广斯尽善。

《图经本草》

瑞州路教授胡仕可编次，撮要药性三百六十九种，图其形色，叶韵成歌，便蒙记诵。熊宗立复取方中胡所缺者，增入八十四种，共四百五十三，志道者熟味经歌，考辨地道真伪新陈，畏反须使之详，自不惑于他歧也。予赞为袖珍本草云。

《原医图药性赋》

《原医图》及《药性赋》，熊宗立集于成化丙申间。熊按：唐甘伯宗撰《历代名医》，自三皇始，而迄于唐，绘列成图。宋许慎斋又录唐及五季、宋、金数代之人。后宋之通真子刘元宾[①]，金之洁古老人张元素等，序次以续伯宗所作，曰《历代名医》。恐年代差伪，姓名舛错，无此相传，人莫能辨，啻存羊尤得有遗迹也。如赵宋之王纂列于南宋，大唐之苏恭赘于南梁，东晋范汪作范注，唐许孝崇作孝宗之类。宗立校订，复以元人接续于后，参考不沦，是亦熊之用心矣。但诸贤有方书相遗者，

① 刘元宾：字子仪，北宋吉州安福（今江西吉安）人。精于阴阳、术数、医药。宋真宗曾召与论医，并赐号通真子。

人皆知之。其无方书者，实无从究其履历，源流本传，况世不广传，意考时行医说，似亦可寻其二三大略处。工能详记姓名，不紊朝代，亦可谓留心一端，为之犹贤乎已也。其药性亦与前人药性无他异。

《增图本草集要》

与常行《本草集要》无二，但正德六年，陕西临洮府取《证类本草》依棣添图，别无缀释，刻板字亦不嘉。

《日用本草》

元天历己巳，海宁医学吴君瑞卿，知人生多以饮食致疾，而每珍其味而不顾其毒者，遂集是书，谓《日用本草》，盖摘其切于饮食者耳。夫饮食养生，而一日不可无，然物性悖戾伤生而不知者，一刻不可忽焉，往往误中，致戕于箸顷。相反相畏之说，集成一家，养生者便览，俾药食不相竞忤。瑞卿类次食物，凡五百四十余品，分为八卷，上考神农及历代名贤，《道藏》方论，意谓虽四方之味不止于此，而因是可推。卷末取《内经》切近类语，又谓四时调神，其用心仁矣。是书年久传湮，世本纰缪零落，至明嘉靖四年，吴君七世孙吴镇，能绳祖武，取遗传原稿，重钉梓行。古谓仁者必衍厥后，瑞卿仁矣，二百年后而镇孙继之，不莫福仁之验乎！医能效瑞卿之心为心，子孙天必福以螽斯瓜瓞[1]。

---

① 瓞：原作“迭”。《诗经·大雅·绵》：“绵绵瓜瓞，民之初生，自土沮漆。”后以“瓜瓞”比喻子孙昌盛，因改。

《雷公炮炙》

此是《证类本草》上摘出，另成一家，以便医之检阅。但雷上古制法，上古风土淳朴，元气充实，今之元气，较上古不同，药品气味亦稍薄弱，以今时之药，而以上古之法制之，吾恐不宜。试以上古元气，至战国时还充厚，故曹交长九尺四寸，而天生孟轲氏出以继道统，今人若有交长，骇为异事耳。借此取譬，见得今时动植，亦随元气偷薄，若胶柱鼓瑟，固执雷之炮炙而制今时之药，不为无益，而大失其气味矣。且古人论药，止有六陈；今时之药，自川广而来，土人之采，不识可合时令否，若贩者阻于水陆，则药岂止百味陈者，可能如经云六陈哉？远遥[1]于此书。知其制度则可，大毒者稍如之，使一一如其制度，则不可也。予常治中阴，用生附子，如制者用五片，生则四片，甚速。此是医之活便处。

《本草权度》

此是三册假书，乃黄孝子家一医方耳。盖本草医之先务，假本草以装首，诱人争取。夫本草，论药性气味厚薄，阴阳升降浮沉，温热凉寒，平毒，辛甘发散，酸苦漏泄，此是本草体用。渠将药方三册，假云本草。医者没工夫检而阅之，则知是《本草权度》如此。不究其本草无言脉，有言病。此书可与本草相干涉否？且又命名权度。夫权知轻重，度较长短，轻重长短与药性有毫厘关锁？渠以医方窃本草之称，而权度二字妄说谬

① 远遥：漫漶不清，意为“远遥”二字。

矣。予想医方非渠家书，亦窃取他人者，久假而不归，乌知其非有也。医方三册，抑宋齐丘子乎？

《本草诗集》

此歌计四百一十九条，云临朐县儒者史君编集。其歌韵与小图经，并历梓在渠年月之前。所行药性之歌，大同小异。盖史君亦取先作者之长，而敷补治证之源，自成一帙，亦可谓用心于药性矣。医无忽语小书厌之，闲阅亦资大体。

《珍珠囊》

予考今之云《珍珠囊》者，非真《珍珠囊》也。据《汤液本草》序中论治，其源出于洁古老人《珍珠囊》。其间议论，出新意于法度之中，注奇辞于理趣之外，见闻一得，久弊全更，不特药品之咸精，抑亦疾病之不误。夭横不至寿域可期。时戊戌夏六月，海藏王好古书。然自议论出新意之句，虽其源出于洁古老人《珍珠》，既云洁古，则非东垣矣。今所传者，二百五十余品药性，寂无别论。其间闻知菊花有不曾经验之疵，是以黄柏有因上方能之弊。洁古之言，实知非其书也。但启蒙记诵则可，谓之是《珍珠囊》，遗洁古而讹传，妄称东垣，的确决不可也。

《药性要略》

七潭郑宁，此生胡说篇目，先胡说起，可笑可恶。夫药性，或集要，或摘要，或要萃。渠云要略，先将要者略去，内所集者皆非要矣！所以牛膝、半夏混同肉桂、杜仲，而草木不分，白丁香列于鳖甲之中，夜明砂杂于猪心之内，而禽兽不别。篇首引前人杂说，而又继以假《珍珠囊》，余皆古本草之已梓行者。渠窃之，又不完整。斯人也，灾木之非姑恕，而僭知医之罪宜诛。

附滑氏伯仁《卮言》

卮言日出，和以天倪。蒙庄氏之言也。蒙庄氏几于道，是以然也。东海有撄宁生者，性嗜医，晚益成癖，读医书偶有适意，辄书之，积若干条，次第之，目之曰《撄宁生卮言》，或者曰子之[①]《卮言》。殆和以天倪乎？生曰：不知也。抑几于道乎？生曰：不知也。不知而书之何也？曰：将以待夫知者而正之也。或者退，遂脱稿。

洪武戊午灯夕后一日撄宁生滑寿伯仁识

撄宁生卮言

天地非大气鼓鞴，则寒暑不能以时，潮汐不能以讯，霜露冰雪不能以其候。人身非大气鼓鞴，则津液不得行，呼吸不得息，血脉不得流通，糟粕便溺不能运行传送也。

启玄子谓两精相薄谓之神，莫若《易·系》云阴阳不测之谓神。先儒云两在之谓神，尤为亲切明白。

先儒云：口鼻之呼吸为魂，耳目之聪明为魄。便以此可见魂便是动底，魄便是静底。故越人肝藏魂，肺藏魄，抑无以肝属木而主动，肺属金而主静者欤？

五脏之气，属阳，轻清而上行，天道也，为呼吸至息。六腑之浊气，属阴，沉降而下行，地道也，为鼓泄便利。

经云：诸寒之而热者取之阳，热之而寒者取之阴。此求其

① 子之：底本不清。

属以衰之也。夫寒之而热，阳独盛也。热之而寒，阴独盛也。以正治治之，必相格拒而不入，故反佐以求其属。取之阳，取之阴，微则反治，甚则从治之义也。反治，正治也；从治，反佐也。

肝者，干也。为将军之官，谋虑出焉，所以干事也，又肝属木，象木枝干也。心者，深也，为之君主，神明出焉，所以深居端拱，而相火代之行事也。肺者，茷也，茷茷然而居乎其上，为五脏之华盖也。脾者，卑也，脾属土，天高而地下，尊卑之义也；又脾，裨也，所以为胃行水谷，而裨助乎四脏也。肾者，神也，神也[1]者，妙万物而为言者也，为作强之官，技巧出焉，妙万物者也。肠者，畅也，实而不满，贵通畅也。胃者，汇也，万物之所聚者也。胆者，敢也，为中正之官，决断出焉，敢之义也；又曰：胆者，澹也，清净之府，无所受输，淡淡然也。膀胱为胞，胞者包也，穷上反下，水液渗而入焉，犹包裹也。心包络为手心主者，包络，手心也，盖以心为主，而以代之以用事也。三焦则取火能腐物之义也，火之性自下而上，三焦者始于原气，用于中脘，散于膻中，皆相火之自下而上也。其曰：上焦主纳而不出，下焦主出而不纳。其纳其出，皆系乎中焦之腐熟，之为义可见矣。一阳曰膀胱者，脬之室也，室以藏物，犹包裹也。仍须后哲再考。

十二经皆以俞为原者，却是理一分殊。

寤寐者，心之动静也。有思无思者，又动中之动静也。有梦无梦者，又静中之动静也。但寤阳而寐阴，寤清而寐浊。寤

① 也：据下文，此字似为衍文。

有主而寐无主，故寂[①]然感通之妙，必于寤而言之。朱子

肺主呼吸，天道也。肾司开辟，地道也。故曰：天地者，万物之上下也。或曰：天地者万物之上，在人身何以取之？曰：肺者天道，肾者地道，脾胃居中，万物之象也。故胃者汇也，号为都市，五味汇聚，何所不容，万物归土之义也。脾则禆之，以灌溉四旁。

厥阴、太阳，少气多血。太阴、少阴，少血多气。阳明气血俱多，少阳气多血少。男子妇人，均有此气血也。男子多用气，故气常不足。妇人多用血，故血常不足，所以男子病多在气分，妇人病多在血分。世俗乃谓男子多气，女子多血，岂不谬哉？

寒凉之益水，乃泻火也。热温之助火，乃折水也。衄血，手阳明循经手[②]上行，入清气道中。咯血，乃入于所合也，所合肺也。吐血，则足阳明随经上行，渗溢胃脘而为之也。小便血，足太阳随经入膀胱也以小肠血同。

古人云：诸见血非寒证，皆以为血热迫遂至妄行，然皆复有所夹也，或夹风、或夹湿、或夹气，又有因药石而发者，其本皆热。上中下治，各有所宜。在上则栀子、黄芩、黄连、芍药、犀角、蒲黄，而济以牡丹皮、生地黄之类。胃血，古人有胃风汤，正是以阳明火邪，为风所扇，而血为之动；中间有桂，取其能伐木也；若苍术、地榆、白芍药之类，而济以火剂。大肠血，以手阳明火邪，为风为湿也，治以火剂、风剂，风能胜湿也，如黄连、黄芩、芍药、柏皮、荆芥、防风、羌活之类，

---

① 寂：原作“寐”，据《朱子语类》改。
② 手：据上文“吐血”字句，此字似为衍文。

兼用鸡冠花，则又述类之义也。

大便前后下血，便前由手阳明随经下行，渗入大肠，传于广肠而下者也。便后由足阳明随经入胃，淫溢而下者也。古人所谓近血、远血者是也。

咯血为病最重，且难治者，以肺手太阴之经气多血少。又肺者金象，为清肃之脏，今为火所制迫而上行，以为咯血，逆之甚矣。上气见血，下闻病音，谓喘而咯血，且咳嗽也。

从高坠下，惊仆击搏，流滞恶血，皆从中风论，终归于厥阴，此海藏之说。盖厥阴多血，其化风木，是以然也。有形当从血论，无形当从常治。夏仲庸因蹈海惊怖，心为不宁，是为无形，从风家治之而愈。

血溢血泄，诸蓄妄证，其治也，予率以桃仁、大黄行血破瘀之剂，以折其锐气，而后区别治之，虽往往获中，然犹不得其所以然也。后来四明遇故人苏伊举，闲论诸家之术。伊举曰：吾乡有善医者，忘其姓字，每治失血蓄妄，必先以快药下之，或问失血复下，虚何以当？则曰：血既妄行，迷失故道，不去蓄利，则以妄为常，曷以御之？且去者自去，生者自生，何虚之有？予闻之愕然。曰：名言也。昔者之疑，今释然矣。

妇人之于血也，经水蓄则为胞胎，则蓄者自蓄，生者自生，及其产育为恶露，则去者自去，生者自生。其酝而为乳则无复下，满而为月矣。失血，为血家妄逆。产乳，为妇人常事。其去其生，则一同也。失血家须用下剂，破血盖施之于蓄妄之初，亡血虚家不可下，盖戒之于亡失之后。

唾血，责在下焦，阳火煎迫而为之也。肾主唾，为足少阴，少血多气，故其证亦为难治。

惊而动血者属心，怒而动血者属肝，忧而动血者属肺，思而动血者属脾，劳而动血者属肾。

又有所谓肠风脏毒者，肠风则足阳明积热久而为风，风以动之也；脏毒则足太阴积热，久而生湿，从而下流也。风则阳受之，湿则阴受之。

人之登溷，辟辟有声，勃勃如蟹沫。藏[①]者，咸以为寒，非寒也，由肠胃中浊气不得宣行也。滞下之里急后重，及膀胱不利而癃者，下焦之火郁而不伸也，二者颇关冲、任、督三经，常见里急后重者，多连尾骶长强，如锥刺状。膀胱癃闭者，脐下小腹逼迫而痛，是皆下焦火郁，而六腑浊气相与纠郁于冲、任之分故也。肠胃，阳明燥金也。下焦，少阳相火也。后重之用木香、槟榔，行燥金之郁也。癃闭之用知母、黄柏，散相火中之炽也。

仲景《伤寒论》第四卷，病胁下素有痞云云。谓注素有宿昔之积，结于胁下为痞。今因伤寒邪气入里，与宿积相搏，使真脏之气结而不通，致连在脐旁，痛引小腹，入阴筋而死。凡杂病癖痞，有此候者，亦必死矣。

仲景书柴胡加龙骨牡蛎汤，下注与柴胡汤云云，杂错之邪，斯悉愈矣。详此，则凡病邪错杂，皆可循此加减用之。凡伤寒家服药后，身热烦躁，发渴，冒瞀，脉两手忽伏而不见，恶寒战栗，此皆阴阳氤氲，正邪相争，作汗之征也。姑宜静以待之，不可因而仓皇及至错误。

心下逆满者，下之过也。气上冲胸，起则头眩者，吐之过也。肉瞤筋惕，足蜷恶寒者，汗之过也。

海藏云：动气在左右上下，皆不可汗，宜柴胡桂枝汤。咽

---

① 藏：《医门法律》作“状”，连上读为“勃勃如蟹沫状”，可供参考。

中闭塞、咽喉干燥、亡血衄家、麻家、痞家不可汗，宜小柴胡汤。结胸脉浮大，不可下，宜小陷胸汤。咽中有动气，及咽闭塞，不可下，宜乌扇汤。无阳阴强，大便硬者，不可下，蜜兑导之。此善于用权者也。

厥阴是六经中一经之名，厥自是诸证中一证之目也。酒之气暴，如人身虚气逆气之暴，酒得肉食，则其气相缠绵而不暴；如人之虚气逆气，得金石之剂沉坠，则其气亦缠绵而不暴；所以然者，在相缠绵也。故金石之缠绵，在气不在质，唯其气相得缠绵，故其势亦不得不与之缠绵也。世人但知金石药坠气，而不知所以坠气之义也。东垣家则用质阴味厚以沉降之，盖气阳质阴，阴阳相遇，则自然相得而不升走，亦金石缠绵之义欤？

酒气厚，阳也，上升；肉味厚，阴也，下降，故酒必得肉而后不泛。苁蓉有河西、中土二种之别，丹溪谓苁蓉能峻补信然，惟其峻也，乃有流弊也。始予在仪真，乃有人以河西苁蓉遗陈德宣万户者，陈武人不谙药性，徒知善补也。且遗之甚多，已与子朝夕茹之，若嗜果瓜。未几，皆遍体作大疮，脓血淋漓，痛楚不禁，服凉竟剂乃愈。

世言睾丸为外肾，非也。越人为[①]：肝者，筋之合，筋者，聚于阴器，阴器在男子为睾丸也。肾有两枚，睾丸亦然，形复似之，故世俗云云。虽以褚澄之智，亦以双乳为妇人外肾，然则随俗雅化，其来久矣。

庐陵谢坚曰：谓《脉诀》虽非叔和书，而其人亦必知读《脉经》，但不当自立七表、八里、九道之脉，遂与《脉经》所

① 为：疑应作“谓”。

载二十四经种脉名大有抵牾。蜀人张行成精象数、观物之学，亦以七表、八里、九道脉配之象数，此盖行成精物观物，而不习于医之故。徒知以七、八、九为可以配象数，而不知脉之不可以七、八、九拘也。行成有《通变》等书几百卷，其第八卷，尤详于《灵枢》肠胃长短之数，而其言皆有合乎阴阳尺度。是盖观物之深者也。常蓄此卷，将有摭于《难经本义》，而以至正十三年遭寇临安，平昔所蓄书丧尽，遂不复得见。惜哉！凡数一为奇，二为偶，三为参，五为伍，如是则有统纪而无错乱。医书论脉云参伍不调，盖谓参不成参，伍不成伍，大小不均，疏数不等，错乱而无纪也。黄发有阴阳，天五之土，为火所焚，阳黄也。地二为火，为水所溺，阴黄也。

刘河间为补泻脾胃之本者，盖以脾胃中和之气也。燥其湿则为泻，润其燥则为补。火多水少，为阳实阴虚，其病为热；水多火少，为阴实阳虚，其病为寒也。

或问：十二经之病，皆有经治之药。奇经八脉，既不拘于十二经，奇有病也，将何以治之？曰：八脉虽不拘于十二经，然于十二经中，各有所附会也，随其附会而治之可也。治奇经病，莫如用针攻去其邪。攻去其邪，则正气乃复。下中有补，不害其为守也，守者持其正也，持其正则邪无所入，不害其为攻也。若异而实同，相须之道也。河间宛丘长于攻，而其间未尝无守。易水东垣长于守，而其间未尝无攻。

用药如用兵，医为守将，药为甲兵，病则敌人。是故善攻者，敌不知其所守，善守者，敌不知其所攻。

越人谓十二经有十二络，兼阴跷阳跷之大络，则为十五络也。又谓阳络者，阳跷之络；阴络者，阴跷之络。杨氏云：阴阳跷二，男子数其阳，女子数其阴。盖以男子主阳，女子主阴也。

心、肺为脏，阴也，以通行阳气而居上，阴体而阳用也。大肠、小肠为腑，阳也，以传阴气而居下，阳体而阴用也。纪齐卿之注《难经》，佳则佳矣。但于诸家之说，辨论太过尔。理本宜纡者曲之，宜焉止矣。以鹅湖之书考亭亦且未免，况在数家，数家犹喜吹毛。

肥人湿多，瘦人火多。湿多肌理纵，外邪易入。火多肌理致，外邪难侵。湿多中缓，少内伤。火多中燥，喜内伤。

人首尊而足卑，天地定位也。脾、肺相为母子，山泽通气也。肝、胆主怒与动，雷风之相搏也。心高肾下，水火不相射也。八卦相错，而人亦肖之，妙哉《易》也。

人迎五会者，谓结喉两旁动脉，胃气之所会见也。胃属土，土之数五，故云。

或问：诸血者皆属于心，血之色赤，其臭当焦，然其臭腥何也？答曰：丙辛合也。

附杂录

儒谓医类小道其说当否南畿督学文院试卷

物理囿于形迹者，据方体而可以形容。物理妙乎造化者，无穷尽而难于拟议。大哉！医之为道也。天地以生物之心为心，元气育灵，有不备者，医为裁成而辅相之，即古补衮之说。小道之言，出自子夏，当时或未必拘拘直指医卜农圃也。迨启于朱注之后，指之真而言之切耳。古圣继天立极，有稷教民稼穑，有羲画《易》，有农尝木石，有帝叙《内经》首立民命，皆四端之托始由出者，岂数圣倡率蒸民而为君子不为之事乎？先哲谓士穷达所就，而以医相相偶言，同一为良戒。事亲者，不可不知医。周《诗》以稼穑为宝，尼父谓五十以学《易》，可以无大过，是皆必有所可取而发于心声。小道之注，抑九皋篇鹤尾之注耶？予于君子不器之言，信有征矣。夫器谓各适其用，而不能相通。四者偏于一隅，则泥矣，小矣，器矣。《周礼》分别疡科，唐令妄列执技。宋儒过云贱役，昧也，忽之甚也。殊不知三坟之余、帝王之高，致圣贤之能事。人能穷理尽性，格物致知，诚意正心，天人洞彻，变通穷达，充廓精微，怀抱韬[1]晦，行素其位。穷可言一身之医，一乡之医；达言一国之医，天下之医。敛之治身，理会消患于未兆；施于有政，理会广生于无穷。始以道变而言医，终以医化而为道，得鱼忘筌，得道泯迹，不以医言医而以理言医，不拘于理言医而以范围天地，曲成万

① 韬：原作“蹈”，据文义改。

物，充周通变，神吾心易，以忘乎医可以安老，可以怀少，可以事君、事亲，可以捍患御灾，可以锄邪养正。一理该贯，形气顿超。

古人论观覆育之理，而云火之克金，水之生木，出入循环，生克嗣续。老彭得之以养身，君子得之以养民，圣人得之而天下平。夫摄生之法，与修齐之道，理无二歧，道同一轨。道无往不载，医无往不寓。如五谷为养，五畜为益，农之医也。五果为助，五蔬为充，圃之医也。明消长，识存亡，修省豫立，趋吉避凶，卜之医也。审阴阳、表里、虚实，调木、火、土、金、水五味，药石之医也。道以载医，所包甚广。曷不闻鹖冠子曰：伊尹之医殷，吕望之医周，奚生之医秦，申麃之医郢，原季之医晋，陶朱之医越，夷吾之医齐。魏文侯曰：管子用政，行医术以扁鹊之道，桓公其霸乎？吾夫子修《春秋》，医万世乱臣贼子，祖述尧舜，宪章文武，律天时，袭水土，医百世、百王、百帝，示诚明四勿，医后世。儒者心用之妙，入道积德之基。夫人言医，岂可胶柱鼓瑟，固执草木金石为医之云乎哉？夫如是，岂不为补衮？岂不为曲成万物、充周通变哉？夫何小之有？夫何云远泥而君子不为之有哉？予故曰：谓小道不可也，谓人不融会而小其道可也。谓道为远泥不可也，谓心学失传，囿于形迹而泥其道可也。彼小之者，自因见道之小，非吾之所谓小也，我广大之。彼泥之者，自因识道之泥，非吾之所谓泥也，我廓充之。《传》曰：人能弘道，非道弘人。顾人造就力行之何如耳。志道者，必先知所止，则志有定向，自不为过论他歧惑。信夫！

不知《易》不足以言太医

古人见道之真者，发言不苟，言必大有攸系；穷理之至者，立论必精，论确诚为准范。《易》岂易言哉？不知《易》不足以言医，医之尤不易言明矣。何也？盖医乃人之司命，攸系匪轻，误治死，不复生，所慎莫逾。医可粗率易言，则孟浪伤生，而比比致夭枉耳。有唐孙思邈，忧悯世弊，久假不厘，夙志卫生，探玄索隐，得延龄入室之奥，感触而发言曰：不知《易》不足以言太医。其言简而切，其意博而深大，开来学之基，提命聋聩之失，重有生之禀，启卫生之蕴，普仁寿于黎元，公治安于羸劣，戒支离妄作，化粗率孟浪，确乎垂准范于百世者也。粗工不谙斯理，昧造精微，皆曰《易》我岂不能知乎？皆曰医我岂不能言乎？殊不如，人莫不饮食也，鲜能知味也。自唐及五代，延宋、金、元以来，贯《易》理而言医者，不几人耳！多未之见也。

夫一阴一阳之谓道，人禀阴阳五行化生。言医者，必先溯流穷源，推明吾人肇初之所以成形腑脏、经络、九窍、百骸、阴阳、刚柔，若何配合而结凝？童幼壮老，精形气血，若何升降而荣卫？饮食入胃，清浊若何输分？若何流经合精？若何传气于肺、传血于肝？若何传水谷于脬肠？五气相贯，若何循环无端？脉自何而生？若何而为血之府？若何形拟谓天真委和之气？若何谓君主、相傅、将军、中正、臣使、仓廪、传道、受盛、作强、决渎、州都之名？端倪浩秘，工于此预当致知格物而委曲旁通，不可害理忍心而糊涂蒙昧。

夫人在气交之中，胜复更变之不淳，而寒暑眚灾之每患。寄医审疗，必先了了胸中，方自神神指下，望、闻、问、切，剖白毫厘。识感、中、伤三者标本之甚微，明内、外、不内外因、表里之虚实。玞毋混玉，紫不夺朱，施治免诬，死生可寄。尝读《帝经》示工曰：法天纪，明地理，无失天信，毋逆气宜，毋代化违时，毋伐和失正，绝人长命。夫言医而必先天纪大信、地理气宜、化时和正者，以人肖天地，合阴阳造化之妙。《易》根蒂阴阳，统宗万象。言医者，不穷理而明《易》，啻酌轻重长短而舍权衡，成方圆而舍规矩，正五音而舍六律，虽聪巧及圣而制无所施，言医何所据哉？实实虚虚，不无损不足而益有余之咎矣。

盖人物动静无往非易，则起居食息随在寓医。《易》为造化之不可常，医乃阴阳之不可悖。不可常，故神妙莫测；不可悖，故死生攸系。《易》以时日孤虚王相而言贞悔，医以生克制化而兆吉凶，不知《易》而言医，轻生命而终无以诣其医之奥。工言医而据《易》方有本，而借以彰其理之玄。人命死不复生，治失谫误，甚于刃挺。孙子体认《帝经》亲切，欲工造穷理尽性之学，会医《易》同原，天人一理。全正命，廓含灵，不支妄粗孟而遗人夭殃耳。古人言医如此。

医其见天地之心乎？愚孤陋寡闻，始有疑豫。初学读《易》，徒诵乾为首，坤为腹，震为足，巽为股，坎为耳，离为目，艮为手，兑为口，蒙昧未通，咀嚼无味。存恒肄业廿有五年，寒暑无间，研究斯理，溯源图洛，剽窃先天理学之书，见其以天地刚柔、阴阳卦象，廓配人物百骸、九窍，肇初原始，表里立言。又以日为心，月为胆，星为脾，而辰为肾，水为膀胱，火为胃，土为肝，石为肺。阳与刚交，而生心、肺及三焦、胞络、大小肠；阳与柔交而生肝、胆；柔与阴交而生肾与膀胱；刚与阴交而生脾、胃。一故神，两故化，穷神知化而又推冲漠之滋生。心又生目，胆又生耳，脾又生鼻，肾生口，膀胱生血，胃生髓，肝生肉，肺生骨。又推一步，以乾为心，坤为血，震为肾，巽为骨，坎为髓，离为胆，艮为肉，兑为脾，泰为目，中孚为鼻，既济为耳，颐为口，大过为肺，未济为胃，小过为肝，否为膀胱。地中天而石中火，心胆象之。命在首者宜纵，命在根者宜横，心胆反之。

一脉三部，一部三候，三而天，三而地，三而人。神统于心，气统于肾，形统于首，形气交而神主其中。象三才言之，天之神栖于日，人之神发乎目。寤栖心而寐栖肾，动静配之。飞者翅，依木食木。走者趾，依草食草。人之手足，翅趾也。兼食草木而又食飞走，于万物贵之。天地有八象，人倍之而为十六象，合天地之所以生人，合父母之所以生子。以一万三千五百合八百一十，以二百七十合十六,二分之数。以人成形之理合天地，以天地造化之理配人形，天人一理昭著。渊源本末始终，至为精密。而始知脉之生，合胃脘之阳之句。血之府，乃官府之府之称。天真委和之气，端详野马氤氲、升降、荣卫之机，悉准干支旋转。君主、相傅、将军、中正、臣使、仓廪，而有神明、节制、谋虑、决断、喜乐、五味之殊，传送、受盛、作强、决渎、州都，而有变化、化物、伎巧、水道、气化之责。支分节譬，医《易》初无两歧，不知《易》不足以言医之言，诚后世聋者之雷霆，聩者之日月。全正命准范无穷，信不我诬也。诚哉，百世之师乎！

今之言医者，轻天畀之生源，视医道为技艺，不求标本虚实，罔推直达横行。徒知四君、四物为气血之宗师，而七方幽微未品。执二陈、二贤为痰饮之主帅，而十剂多少昧从。三疗驳杂，十形混淆。治保轻视知阴知阳之说，调摄不究三虚三实之玄。资赡俗甄，妒能世弊，畏首畏尾。借王道之论，恒谈曰补曰攻，践瞽人冥行之讥不避。以《易》专卜书，视医为近理。置古人立心立言立法，永付虚文；轻医典从标从本从中，蔑同迂论。白首誓不穷经，青年僭拥虚器。论及至此流涕，慨大醯鸡管见阴怀负疥[1]之羞，明哲砭裁宪量舍田之诞也。谨论。

五运六气变化胜复淫治抑果切于医否文院题试外撰呈进

观天地万物造化，一阴阳气理而已矣。寂之原于一，感之殊为万。气与理不可析言。阴与阳相为对待。先儒谓天以阴阳五行化生万物，气以成形，而理亦赋焉，斯言备矣。粤自太虚寥廓，肇基化元，万物资始，五运终天，曰阴曰阳，曰柔曰刚，幽显既位，寒暑攸张。盖阴阳为万物纲纪，变化胜复，乃运气之代更，生成之终始。清阳形上，如日月星辰，雨风露雷；浊阴位下，若水火土石，走飞草木。人参两间，而神造化于其中。性情形体，意言象数，壮衰寿夭，离合穷通。赞三才，同四府，负阴抱阳，食味被色，何莫而非阴阳气理之流行也。故物极谓之变，物生谓之化。经曰：动而变者为变，静而顺者为化。其蕴奥布在三坟。孔安国序《尚书》曰：伏羲、神农、黄帝之书，谓之三坟，言大道也，谓其经与时合也。羲画八卦，统阴阳运气变化之神神也，而稽疑定豫、吉凶消长载焉。农尝药石，体阴阳运气变化之生育也，而五行各性、气味厚薄分焉。帝叙《内经》，推阴阳运气变化之精微也，而致中和，位天地，育万物，生生之道著焉。三圣端倪，其理一揆。言医者，演其绪余一二，而敷裁成之道。

其运气为枢要之指南。据经曰：治病者必明六化分治，味色所生，脏腑所宜，乃可以言盈虚病生之绪。不知年之所加，

---

① 负芥：原作“负疥”。典出《庄子·逍遥游》：“且夫水之积也不厚，则其负大舟也无力。覆杯水于坳堂之上，则芥为之舟；置杯焉则胶，水浅而舟大也。”比喻见识短浅。因改。

气之盛衰、虚实之所起，不可以言工。唐太仆王冰曰：天真气运，尚未该通，人病之由，焉能精达？戴人曰：不明五运六气，检遍方书何济？至丹溪亦以人之腑脏外应天地司气司运、八风动静之变，及取杨太受“五运六气须每日候之，记其风雨晦明”之说。夫运气变化、胜复淫治切医道之宗，奉生之本矣。后此他歧，不知其本也。迨有伤巧成拙，嗜为怪诞，浸若马宗素之流，偏玩穿凿，智者戒焉。宋林亿曰：尧授四时，舜齐七政，禹修六府，文推六子，伊尹调五味，箕子陈五行，与医之五运六气造治之理，其致一也。斯言也，岂欺我哉？抑岂袭许行为神农之言哉？夫有所受之也医，拟将譬疾之命寄于医，犹兵之命系于将，责艰不易，任重匪轻。奈何讹言莫惩？咸谓斯典，偕八索九丘，值孔之黜，厄秦之烬，杂魏之火，阙师之藏，先模糊于蝌蚪遗文之错，虽获美于先天穷理之学者，称其博邃精密，而犹疑为七国时之书。后学因之，略置弗究，年远失真，传沦习舛，致小于唐令，见蔑于宋儒，废坠迄今，借为技艺，日渐趋下，资赡纷纭，夸靡争尚，加以嫉忌生而大道愈泯，讪谤作而至理弥乖。去圣久淹，俗袭成弊。慨夫以全精至微之道，流为至陋至浅之文。议论栋充，理要塞积。秘古方而就今病，岁气何先？分门类妄擅专科，天和屡伐。三天两地，一气流行之理罔谋，而刻舟求剑、胶柱鼓瑟之诮，聩坦践也。工时间有体运气而言针药，则比比群骇僭焉。噫！去道远矣，曷知昔黄帝氏，重生命，代天工而全天畀，志福蒸民，探玄索隐，抑尝以此胜复淫治天地之气，逆从变化之机，得否宣运、调味，曲折旁通问于岐伯。时伯曰：昭哉问也。遂从其类，序分其部主，别其宗师，昭其气数。若何而候天道？若何而调民病？以人生有形，不离阴阳，合人形以法四时、五行而治，悉以对焉。由此观之，则运气变化，确乎于医切矣。

彼理气一诚而寂于不动之先者，俟无言也，即其象分形见于感通之后，姑强牵合淳漓而言之。天分五运，苍丹黅素玄，即木火土金水也。其各为化，以所经星禽之分野，准危、室、柳、鬼、牛、女、奎、壁之舍纬，心、尾、角、轸、亢、氐、昴、毕、张、翼、娄、胃之罗次。日月立门，巽乾称户。九星五星，行有度，止有舍，周天有迟疾，而运气为之应躔。二十八宿，主乎阴，主乎阳，各一十四数之分，统昼夜随之旋转。两极出地入地，明魄更死更生。天干始甲而终癸，应春，为四时之长。地支从子以至亥，应阳，为生气之先。分曰干支，合曰岁立。立号著名，彰德表事。日起一，月起二，星起三，辰起四，天为五。水一、火二、木三、金四、土为五,四加一而天地之数五,五之无穷。三两之而天地之数六,六之有纪，五味五色五声，六律六吕六节。五六相合，理气错综。

以运气合五味言之，木化酸，火化苦，土化甘，金水化辛咸。或收或散，或润或炎。气味有厚薄，性用有躁静。治保有多少，力化有浅深。走入胜伤，恶宜合欲。凡辛甘主发散，皆阳；凡酸苦咸主涌泄，皆阴。

以运气合五色言之，在天曰青道、赤道、黄道、白道、黑道，阳历阴历亘万古之；朝暮曰东赤、南白、西黄、北黑，晓午暮夜乃一日之四时。于物有纯驳荣悴，各遂其性之付，应人肝、心、脾、肺、肾。十形九气，华荣生克，征兆天地之灾祥，变见人物之凶吉。

以运气合五声言之，木角、火徵、土宫、金商、水羽。值阴值阳，有太过、不及、大少、平正之殊，曰：敷和、升明、备化、审平、静顺；曰：委和、伏明、卑监、从革、涸流；曰：

发生、赫曦、敦阜、坚成、流衍。各五而三,一十五纪之应。在天地，彰胜复愆淫；在人物，审尅应休悔。

以运气合律吕言之，月分十二，隔八相生，气根于子，曰奇。十一月起自黄钟，寅太簇，辰姑洗，午蕤宾，申夷则，戌无射，气值于合，曰耦。十二月起自大吕，卯夹钟，巳仲吕，未林钟，酉南吕，亥应钟。一三五七九为六阳辰，二四六八十为六阴辰。三分下，生上生；三分损，一益一，列管位方，飞灰制气。候大动、小动，验气戾、气和，律度量衡，皆由此积。元会运世，体物不遗。

以运气合六节言之，节制相涵，真灵推荡。天以六六为节，天之纪六期一备；地以五五为制，地之纪五岁一周。地五岁而右迁，天五岁而余一。始少阴而终厥阴者，天之气分六节也；始厥阴而终太阳者，地之气应六节也。日月四四一十六位，天地四四一十六变，日有进六退六，行阳赢而行阴缩。数有二八二六，统体始而分用终。至于二大二小、二分二至，极北大寒，极南大暑，三气小满，六气小雪。春秋二分，卯酉气平，分而始异。冬夏二至，子午气至，极而变生。正对生成，同源异绪。支德干德，齐化兼化。其司有岁，其交有时。气显西东南北之行，火隐少壮散生之理，阳消阴长，日下而月自西生；阴胜敌阳，日望而月从东出。暖而为暑，忿而为怒，主客参差，相生布令。消长盈虚，各差其分,《易》之复、临、泰、壮、夬、乾、姤、遯、否、观、剥、坤是也。

运气道路，间分左右，居仪浑玑璇，候积气时岁，曰上前下后，曰司天在泉。甲己宰乎南政，六竟内一十二年，乙至癸主乎北政，序司四十八载。寸、关、尺阴阳不同，开阖枢标本亦异，上下遇临，论父子有和符刑逆顺。干支逢化，校贵贱分天符岁会同。大气之体，风、暑、湿、燥、寒、火。大气之用，动、热、润、干、坚、温，昼见月而阳中有阴，夜列星而阴中有阳。地气之上为云，云出天气。天气之下为雨，雨气地生。升已而下，下者谓天；下已而升，升者谓地。天地依附，互为其根。动静循环，寒来暑往。

夫运气不能真淳，而真邪为之交薄，是以感召或偏于漓杂，而变化胜复相淫。先儒谓变者化之渐，化者变之成。然胜复寓于变化之中，言医之切要，安得不详分时司气德之屈伸，政令变报之往复哉？经曰：感于人则形体具而为神机之枢，变之之谓；达于天则寒暑运而为生生之本，化之之谓。曰时，谓时化之常。厥阴所至为和平，少阴所至为暄，太阴所至为埃溽，少阳所至为炎暑，阳明所至为清劲，太阳所至为寒雾。曰司，谓司化之常。木为风府璺启，君火为大火府舒荣，土为雨府圆盈，相火为热府行出，金为杀府庚苍，水为寒府归藏。如风摇、形见、云雨、蕃鲜、雾露、周密者，气化之常也。始为风，终为肃；始为热，终[1]为寒；始为湿化，终为注雨；始为火生，终为蒸溽；始为清，终为燥；始为寒生，终为温。德化之常也，毛羽倮羽介鳞之化附焉。生荣濡茂坚藏，布政之常也。为挠动迎随，为高明焰曛，为沉阴白埃晦暝，为光显彤云曛，为烟埃霜劲切凄鸣，为刚固坚芒立，令行之常形焉。气变之常，木火土，为飘怒大凉，为大暄寒，为雷霆骤注烈风；火金水，为飘风燔燎霜凝，为散落温，为寒雪冰雹白埃。上下相召，损益昭彰，所以然者，按于经曰：德化者，气之祥；政令者，气之章；变易者，复之纪；灾眚者，伤之始。此之谓也。

---

① 终：原作“中”，据上下文改为“终”。后同。

又曰：郁极乃发，待时而作。盖气有多少，则发有微甚。如木发而毁折，火发而曛昧，土发而飘骤，金发而清明，水发而雹雪。实胜虚，烈敌刚，坚制柔，强攻弱，阴消阳位，下各乘以所胜者，皆谓之报，皆谓之物极则反之象，皆谓之亢则害、承乃制之征，皆涵水生于土、火潜于石之理也。据六纪而论变化胜复淫治。夫变于上者应乎下，变于外者应乎中，《玄珠》谓九星悬朗，七耀周旋，取化源先夺其时，候天占谨守其日，以垂象有大小，则省视应远近。如己亥厥阴之纪，风火同德，上应岁荧，占胜复淫治，则知政挠令速；子午少阴之纪，金火合德，上应荧白，占之则知政明令切；火木同德者，寅申少阳之纪也，上应荧岁，政严令扰；湿寒合德者，丑未太阴之纪也，上应镇辰，政肃令寂；卯酉阳明之纪，金火合德，上应太白荧惑，政切令暴；辰戌太阳之纪，水土合德，上应辰镇，政速令徐。微甚差分，皆准以三十度有奇。衍太过不及，灾眚之兆，又有阴干不及灾宫，即眚于各辰，值不及而或无灾，为平气逢于四正。岁化无穷，变迁莫极理数，如此推之，迨颀类台家流耳。抑果确切于言医，实涉于民病耶？

噫！夫人以天地之气生，四时之法成，彼苍之气，尚不越乎五行，人在气中，岂不应于天道？经曰：天枢之上，天气主之；天枢之下，地气主之；气交之中，人气从之，万物由之。气相得者和，不相得者病，是以升降出入，翕辟氤氲，阴平阳秘。顺四时之典少疏，则营乱卫虚，而八风之邪易客。故诸风掉眩为肝木，痛痒疮疡心火属，湿肿痞满脾土经，气膹郁痿肺金伏，寒之收引肾水司，五运主病枢要目。六气淫胜，或为诸暴强直，支痛里急，筋缩緛戾，或为血溢暴注，喘呕吐酸，瘤气结核，衄衃淋秘；或为积饮痞膈，蓄满肿痿，或为瞀瘛懊憹，瘛疭喑昧，躁扰惊骇，耳鸣喉痹；或为干劲揭皴，涩枯涸闭；或为癥瘕癫疝，急痛闭痞，食饥禁固，厥逆利水。肤陈戕概，皆德化政令之报，高下前后中外之感。言医者，诚能穷天纪谙于指节，察地理融于掌纹，体人情熟于交际，合声闻于五音，合色望于五行，合脉候于阴阳，不俾内外之邪，滋甚于乘年之虚、失时之和、遇月之空。谨候病机，随气所在而审变，各归不胜以保化，务期体用鉴衡，达权通变，桴鼓相应，斯执枢矣。

《帝经》攸萃至理，而虑工粗以为迂，或固执己见，卤莽偏纵，候格阳为热，认拒阴作寒，治失谫误，死不复生。众目可盲，屋漏难掩，仁者鉴兹，于心安忍？帝岐设论，故恒言阴阳四时，逆之则灾害生，从之则苛疾不起，治不法天纪，不明地理，灾害至矣。无失天信，无逆气宜，无翼其胜，无赞其复，叮咛告诫，谆谆恳切于宣运、调味、达木、发火、夺土、泄金、折水，谓无犯热，无犯寒，不远热，不远寒。至于上淫于下，以所胜平之。至于外淫于内，以所胜治之。用辛凉以治风淫，用咸寒以治热淫，用苦热以治湿淫，用咸冷以治火淫，用苦温以治燥淫，用甘热以治寒淫。司天民病较在泉民病，佐味不同；淫胜民病与复气民病，臣使亦异。其气之胜也，微者随之，甚者制之；其气之复也，和者平之，暴者夺之。热因寒，寒因热，润燥而软坚；塞因塞，通因通，温劳而除客。

邪之眚人也，辨虚实正微贼；工之诊候也，识母子夫妻乘。察其是动，察其所生，扶衰抑强，攻留散结。宜针治者，先知治神。补泻按月之死生时日，审刺之巨缪。慧慧冥冥，妙开妙阖，乌乌稷稷，熟方熟圆。宜按跷者，玄微固难拟语，然和卫调荣，导引五禽八法，造还虚抱一，圆融月窟天根。宜调味治者，七方十剂，心传标本宗源，六法六门，神运逆从指趣，日月诊度求，和取从折属，驱役草木，召遣金石，制胜伐势，资化助生，诸此筌傀，不可胜纪。大抵不过以民命为重，生物为心，欲工克通疏，各安其气，以平为期。若针焫药跷必宜治于某，方泥矣。顺天道，调民病如此。工有专恃一方一法，偶尔中疗，辄自矜伐独贤。询以运气变化胜复淫治，行行曰《素》所罕言，但于施治惟能作效。殊未知微邪虽祛逐于暂验，而元气实偏损于无形。昧足如斯，不可以要语也。盍不闻经云：自古通天者，生之本，必先岁气，毋伐天和，无盛盛，无虚虚，而遗人夭殃。化不可代，时不可违，无致邪，无失正，无绝人长命。言医者，奚有悖阴阳造化气理，而肆言别有简捷切近之道求哉？

虽然资全责任寄工，而怡养枢机由己。若恃三治而意恣动妄，盖药石终非同类，而发实归走攻取必偏，兹又昧奉生益摄之主宾也。亦弗思矣，昔帝以往古人皆度百岁而动作不衰，今时之人，年半百皆衰，疑而致明于岐。岐对以今时人，竭精耗真，快心逆生，不若古也。愚谓，人有定寿，圣智不能加多，然每见失养遘疾，非正致危，其机端由己矣。阴精阳精之论，岂可必其如所奉降哉？间尝寻绎壮衰寿夭，溯流穷知今古之人，同胞异习，古人妙悟真要，积精全神，不易动挠，食时骸理，慨此身粟渺，而叨赞两间出入升降，啻凌覆杯。知无不出入，则啬出入。知无不升降，则密升降。惟恐废则神机化灭，妙玄玄于守中。推原息则气立孤危，神精精于防杜。法天地，象日月。谷肉果蔬，不过倍伤正。益寿俟命，病安从来？气立触复命归根之说，不必专主于植物言，而以辞害意也。今人元气稍薄，凡不则古，加以七情内扰，六气外淫，动静违和，方调药石，不异渴时穿井，而临斗铸兵。故小病则甚，大病或危，根本失培，每归工咎，忒矣。

先儒谓：善于养生者，以气而理形，以理而理气，理顺则气和，气和则形和，形和则天地万物无不和矣。盖养气践形以全天畀者，医之最上一乘道也。《易》谓勿药有喜，然至于针焫、药饵二义也。愚妄曰：医传之，诚在于自治。何如耳？医理玄微，思苦味甘，自不能舍，始悟指竖子、呵瞖痈、针妖剖腹，将谓药石乎？医乎？小道乎？凡有志于斯者，苟能不画天于谫劣，不安于小成，不视为技艺，不泥于形迹，不惑于他歧，释吹靡争尚之心，革嫉忌讪谤之习，脱去凡近，恒竭心力，日就月将，为之犹贤乎已，必有可观者焉。

或有人曰：卢国之扁，魏国之华，晋之叔和、士安，汉唐之仲景、思邈，下而易水老子、戴人、诸张、河间、东垣、海藏、谦甫、丹溪、撄宁生、刘宗厚辈，专美于前者，命世奇杰，吾匪人不可思齐也。如此论之，大道湮矣。夫何诸贤历历相继而出耶？斯言不为暴弃之甚，其蠹斯道、阻来学，害尤甚也。道之不明不行，弊端不基于此哉？仰慕古人，信以尧、舜、禹、汤、文、武、周公、孔子，配天地悠久无疆之功业，道统自承，有曰：予何人也？有曰：予私淑诸人也。愚不揣庸驽，祖述三坟，宪章列圣，询师质友，寻注会经，假得池水玄通，真机默契，剽窃精微，阐扬至理，俾医道不沦于远泥，而仅达中和致治之功。调御阴阳，蠲除疾苦，回夭枉之期，协延龄之望，庶慰志道之初心矣。伏读温公家训有曰：积阴德以为长久计。深有吻于斯夫！来值授学无隐，愚黾俟而资觉焉。将命不绝阙党，而洁进尚与互乡，谅毋靳也。夫人若徒能记诵经读，喋喋附会而为知要，自骄上工，无益于用者，其趋向造就，名实辽绝，惑世诬誉，譬虚车徒饰，乌可以言医云乎哉！诞敷台下，语窃齐东。惧鄙井蛙，敢诧辽东之豕；包羞管见，妄乎囊里之锥。希振新而曲诱启，他山石可为玉攻，当仁不让于师，事有成于恒德。

痰火郁病源形症脉治泗州院试按

经曰：治病必求其本。明本则执枢应斯顺矣，否则昧施治戕元气。先贤谓事亲当知医，重生命而畏触夭枉耳。夫人在气交之中，翕辟氤氲，阴平阳秘，顺四时之典少疏，则营乱卫虚，而八风之邪易客。今时民用静少动多，欲不动不可得，故凡动属火，至刘河间遂有五火之说；痰因火动，王隐君遂著痰饮之论；痰火积久而成郁，朱彦修发明六郁之章。先秦越人演《素》《灵》精萃，陈脉要之玄，征兆休咎，治斯大备。

自痰为病而言之，痰起于脾胃，食入饮入，水谷肇生，随气上下，譬水载舟，初无为害，至六气外淫，七情内扰，津液凝滞经络、孙别，大溪、小谷，隧道壅塞，痰斯为病焉。在肝胆则头面烘热，眩晕耳鸣，常畏而怒，在心分则怔忡惊悸，如畏人捕，坐卧不安，梦寐恍惚。在脾胃则嗳气吞酸，嘈杂呕哕，龈浮颊肿，舌硬唇干。在肺与大肠，则喘急膹逆，咽燥嗌痛，或咳或咯，或为大便不匀。在肾与膀胱、三焦、命门，则为拘挛跛躄，胭腕酸软，或骨节烦疼，或眼涩口糜，或胸膈壅塞，或腹间如二气交纽，非痛非饥，俨如中气不充，或噎塞妨闷，或血随痰出，甚则或吐冷涎，或呕绿水，或倒黑汁，涌上则神浮，流下则便润，妇女患之，经闭不通，婴幼患之，惊痫搐搦。王好古有五饮之分，曰支饮、留饮、痰饮、悬饮、溢饮之治。论痰之本，水也，原于肾；论痰之动，湿也，主于脾。备陈痰凝日久，色似煤炲，形如破絮，啬桃胶，状蚬肉。辨新久轻重之殊，格黄白清浊之异。上者宣而下者夺，湿者燥而热者清，软老痰，攻顽痰，消积痰，开郁痰，痰之病源，形症非止百端，概举如此。

自火为病而言之，五行各一其性，火独二焉。君火以名，相火以位，人火龙雷之不同，而相火又寄于肝肾二脏之间，二火之火出于天造，一水不胜二火者是也。五火之火出自人为，五脏之火随感而起，一水不胜五火者是也。夫五行理气，天人所同，故河间申明《内经》曰：诸风掉眩，属于肝，火之动也；诸痛痒疮疡，属于心，火之用也；诸湿肿痞满，属于脾，火之胜也；诸气膹郁，属于肺，火之升也；诸蒸瘵汗，属于肾，火之奋也。又有思极损神，脱营失精之火，医不易疗。原诸瞀瘛，皆属于火；诸禁鼓栗，如丧神守，皆属于火；诸逆冲上，皆属于火；诸躁扰狂越，皆属于火；诸病胕肿疼酸，皆属于火。迨至喘呕吐酸，暴注下迫，转筋，小便浑浊，腹胀大，鼓之有声，痈疽疡疹，瘤气结核，吐下霍乱，衄衊蔑污，血溢血泄，笑悲谵妄，皆火所致。朱彦修拟元气混一之说，谓气有余便是火，实泻虚补，火之病源形症如此。

至论郁之为病，谓病久生郁，郁久成病，互为其根。气血冲和，百病不生。诸病皆生于拂郁。此一句在内因上说，彦修分气郁、湿郁、热郁、痰郁、血郁、食郁六者，而详主治。盖述《内经》土火之郁发四，金郁发五，木郁发无定期，水郁发届二火。气多少，发微甚，亢害承制，悉如气应。甚者差三十度奇，气未至者为乖令。究三因，推六病，明热郁而成痰，痰郁而成癖，癖如泉石之癖，好静而厌动也。血郁而成癥，癥在妇女为癥，盖妇女以冲任血室为主；在男子则为痈疽疮疡结核也。食郁而成痞，气郁而湿滞，湿滞而成热，热郁而成痰，痰滞而血不行，血滞而食不消化。六者辗转牵制，相因成病。郁之病源形症，又如此。

夫痰、火、郁三者相须，其派虽流于万殊，其原实根乎一本。

又考脉为血之府，先天委和之真，死生征兆，悔吝关系，勿偏泥于七表、八里、九道。浮、沉、迟、数，但分脉之虚实、诊之虚实、病之虚实立法。不见不闻之中，贵乎潜神。经云：知其要，一言而终。玄玄微微，心悟神窥。夫春弦、夏洪、秋毛、冬石者，四时脉理之大要也。甲己辛乎南政，六竟内一十二年。乙至癸主乎北政，序司四十八载。寸关尺阴阳不同，开阖枢标本亦异。上下遇临，论父子有符和，行逆顺，干支逢化；较贵贱，分天符，岁会同。虚、实、正、微、贼、子、母、夫、妻、乘，千绪万端，运气脉理之变化也。王冰曰[①]：不知年之所加、气之盛衰、虚实之所起，不可以言工。据今六脉而言。

左寸，心与小肠。脏里而腑表，六部联属皆然。心主血脉，诊重六菽。脉来累累如环，如循琅玕曰平。来而益数，如鸡举足曰病。今诊心部脉，时起、时隐、时滞，起透火之升，隐为痰之积，滞乃郁之兼。主天君不安，怔忡惊悸，动止盘折，寤寐恍惚。

左关，肝胆。肝藏血，而胆为青肠。诊重十二菽，谋虑决断所司，脉来厌厌聂聂，如循榆叶，在春曰平，夏宜稍洪。但益实而数，如循长竿曰病。今诊肝部脉，时弦、时洪浊、时迟。弦为太过，侮土克脾，为火；洪浊为火，为痰；迟为郁滞，主

① 王冰曰：此后之文字非王冰注文，乃《素问·六节藏象论》经文，仅最后一句文字稍有出入。

章、期二门募腧，隐痛不舒，谋虑猜疑，恐或恚怒，案牍日浮花，多劳不耐视。但取来去润而不涩，不为气少荣衰。

左尺，肾与膀胱。化基根蒂，主藏精，象坎水，其体本静。诊按至骨，脉来上大下兑，濡弱曰平。啄啄连属，其中微曲曰病。今诊肾部脉，时大时小，诊候以一月为率，大少而小多。大为湿热之火，溜蕴于膀胱；小为沉静之源，奠安乎本位。大主溺黄，或热，上弦，下弦，前后相火间一妄征。

右寸主气，肺与大肠。诊重三菽，脉来霭霭如车盖曰平。不上不下，如循鸡羽曰病。毛令当秋，一洪四贯，彷佛不离。今诊肺部脉，或沉，或滑。沉为痰积，滑主壅多，主肺俞、肩胛、脊臂或时酸疼，或遍身皮毛急骤不舒，或膻中气膹不续，中气悬悬如饥。

右关，脾胃。专主肌肉，诊重九菽。脉来中大而缓曰平。高阳生谓阿阿缓若春杨柳，言其柔软而和润替泽也。但滑大洪数，皆曰病。今诊脾胃脉或大，或滑，亦有时而和平。和平乃脉隧清利而见，其大为胃火，滑乃痰瘀；平中浑浊，多郁过思。夫脾胃位居长夏，寄王四时，东垣以脾胃而论痰火，专据《内经》节饮食起居，不致脾胃损伤为主。盖胃为水谷之海，主禀四时，皆以胃气为本，胃损则不纳，脾损则不化，元气斯弱，百病交侵。今公冗妨饮食之时，焉能得节？起居冒风寒之苦，胡可如经？致令转输不匀，时和时痞，膜胀不快，痰火消铄，饮食虽进，不为肌肤，或饱后倦卧，或久坐致伤。

右尺，命门、三焦所寄，位同肾部。诊不论菽，脉来渊静微洪曰平，单洪滑疾曰病。老年人假火以为元气者，因壮火之气衰，正此部也。元气之所系，精神之所舍。又谓水谷之道路，气之所终始。又曰十二经之根本。今诊右尺部脉常静，时一洪，洪为烦劳日张，火随稍炽，静得本体，洪乃烦心。

夫痰、火、郁客于诸经，而天真委和，不能畅溉乎四体，求其能劳而不病者，未之有也。其抑火升水，养阴退阳，清痰开郁，补母泻子，五治三疗，意味精详，默该方品，但专主缓导，故以顺气为先，为切戒峻攻，故只用养正居首，气味厚薄，方剂阴阳，斟酌汤丸，保不犯禁。谨启毋过思，毋忧恐，此病为害。毋恚怒，夫怒则气逆，思则气结，恐则气下，又为汤丸之妨也。诞敷台下，语近疏迂，不揣樗栎之庸，敢效涓埃之悃。制方加减，以卫其外侵，伏乞顺时制宜，以怡其内养，地天交泰，真元自复乎太初，人我两忘，疾眚应蠲于桴鼓也。井蛙叩首谨论。

下[①]附汤剂一道，不敢执一，五日一候，应候加减。斯为必先岁气，毋伐天和。卫营浮沉迟数，验日月之盈虚；气味君臣佐使，顺阴阳之厚薄也。

附试论主方：化痰，抑火，开郁。从缓治，戒峻攻。

半夏一钱五分　陈皮盐水拌一宿，秋冬盦二宿，晒干用，一钱二分　白茯苓七分　甘草四分，生用　香附子童便浸一宿，秋冬浸二宿，再用水淘洗，晒干，一钱二分　山栀仁一钱，冬月姜汁炒用　天花粉一钱二分，冬月减二分，只用一钱　瓜蒌仁七分，大便润减三分，不甚润不减　黄芩一钱，冬月或间用或炒用

上用水二钟，姜一片，煎至七分，去渣，常服。

五脏加减，食药所宜，如某经有某病，即加某药于前主方内，煎服。

肝部：左胁气滞加柴胡五分，或胁下、或当脐并少腹隐痛，加青皮三

① 下：原作“右”，据文义应为“左”，今改为“下”。

分，或生恚怒加甘草三分。肝欲缓，急食甘以缓之，郁加川芎五分；肝欲散，急食辛以散之，左胁气滞痛，间服当归龙荟丸一服。气不快，服枳术、宽中、越鞠丸。

心部：心神不宁，加酸枣仁五分。内热，加黄连五分，冬月炒用。养心育神，加当归一钱，常用亦可。膻中虚，气饱悗，亦加黄连五分。小肠热，加木通五分。心神不宁，多忘，加远志五分。内热，三黄枳术丸，白汤下。天王补心丹、宁神定志丸、天水丸，俱白汤下。

愚谓心神不宁，皆痰火郁遏。心虚不宁者，别治经验。治实痰一方于此：

半夏曲二钱五分　陈皮二钱五分　黄连一钱　枳实一钱　栀子仁一钱　川芎五分

上水二钟，姜三片，竹茹一团，煎服。呕哕服此神效，妊妇戒服。

脾部：胃火盛加栀子仁五分。胃火牙疼，加牡丹皮一钱。痞满，加枳实一钱。郁，加苍术五分。饱闷，加山楂一钱。陡健脾经，加白芍药一钱，冬月炒用。中气觉空，加白术一钱。脐下有动气，戒用十分。有胃火，加石膏一钱无妨。郁，加香附五分。脾热，加芍药七分。胃热，亦加黄连五分。脾热，加[①]桑白皮七分。血热，犀角地黄汤，枳术、宽中、越鞠丸，三黄枳术丸。

肺部：内热，加黄芩四分。燥，加天门冬一钱二分。微热，加沙参一钱。微燥，加玄参一钱。火郁，加桑白皮一钱。痰嗽，加地骨皮一钱。郁，加桔梗七分。以苦下之，桔梗之苦。清气化痰丸。

肾部：益火之源，以消阴翳，壮水之主，以镇阳光，火之源在命门上说。湿热，加盐水炒黄柏一钱。滋肾水，加知母一钱。肾气浑浊，加玄参一钱。膀胱血热，加生地黄一钱。脬中热，加牡丹皮七分。补肾水，天一生水

---

① 加：原文为“和”，据上下文改。

丸、古八味丸、丹溪大补等丸、神仙延寿丹。

五运六气为病，木火土金水，应人肝心脾肺肾，如有一气为病，前主方内加某药，中病即止，不可常服。

风角　巳亥：头眩晕，加天麻五分。头目眩晕，加蔓荆子七分。脊痛、头痛、身痛，加酒炒羌活七分，或加川芎五分。遍身倦怠，或痛，加防风七分。阳明头痛，加石膏一钱，冬月戒用。头目风眩，或加菊花一钱。风寒头痛，加麻黄七分。痰厥头痛，加半夏曲一钱无妨。白术半夏天麻汤、九味羌活汤。

暑太徵　子午：内热眩晕，口苦舌干，十味香薷料三钱，或天木料一钱五分。伤暑饱闷，加厚朴三分，姜汁炒，或加砂仁子二粒。精神不爽，加五味子十五个。伤暑懒食，加白扁豆一钱。小水短，加泽泻八分。汗多，加黄芪五分，或加人参五分。咽嗌燥，加天花粉五分，或加麦门冬一钱。清暑益气汤、六和汤、二香散、知母四苓汤。

湿宫　丑未：身臂隐痛，加苍术一钱。身臂痛，羌活、防风各七分，或当归拈痛汤，或清燥汤，或独活寄生汤，下部治法同寒门。

火少徵　寅申：肺热，加黄芩五分。肾热，加玄参一钱。脾热，加赤芍药五分。心热，加黄连五分。胃热，加栀子三分。肝热，加柴胡五分。天水丸、三黄枳术丸、清气化痰丸、凉膈散、黄连解毒汤、肝热清气散。小便赤，八正散无妨。

燥商　卯酉：肺气不爽，加天门冬一钱，可常服。肾燥，加知母一钱，可常服；或加麦门冬一钱，可常服。大便闭，加郁李仁一钱，或火麻仁捣碎，加一钱。

寒羽　辰戌：身臂痛，加酒炒威灵仙七分。两足无力，牛膝、黄柏、苍术各一钱。两足痹酸，加独活七分。两足不耐立，加当归一钱。脚气加木瓜、萆薢各一钱。足膝痛肿，龙胆泻肝汤加黄柏一钱。脚膝痛，加酒炒防已一钱。或足痛，要行药势，汤剂内加附子一钱无妨。风寒湿合而为痹，与湿门通用。

凡春夏秋冬，四时宜加之药，不必泥古方。经云或有所假，不必拘之。

一阳曰试方主佐加减，拘于贵公，坚同众议，统治三疾而陈，恐矛盾偏见致谮，姑委仿佛[①]，深惭依样画葫芦也。予造斯道施治，悉如前撰运气论内所言，不敢畏首畏尾，假如即时伤寒，法融仲景；温暑火暍，法体河间；内伤分七情、劳逸、房室、饥饱，法仰东垣。六郁虽取彦修所述，乃博采往哲，多方损益调弭，体认机宜亲切。汗吐下和，三从五治，时措合宜，捷验桴鼓。宋三百年出钱乙、陈无择辈，而无择尚有不善用方之议。东垣元之首称，而彦修尚昧，轻发“用东垣之约，效仲景方”之语。将来恒志《素》《难》高贤，鉴兹俚赘，毋轻立款，伤生千载，是恳。

① 仿佛：原作“彷符”，据文义改。

附试论

伤寒传足不传手辩

或有问于一阳子曰：伤寒为病，传足经不传手经，定论乎？子对曰：妄也，非穷理格致之言也。夫伤寒肇自仲景，述经立法，成书久矣，而仲景言治，即时病也，有不即病，至春暖气触发病，名曰温；至夏热气触发病，名曰暑。刘河间言：伤寒变古法。非河间识见高出仲景也，然为温暑病例耳。气宜不同，病机亦异。六气人在其中，天枢以上，天之三气主之，天枢以下，地之三气主之。冬值六之气用事，正太阳寒水攸司，即病，苦头疼、身热、脊强者，则知是太阳经寒水相承，即时言伤寒，故先自足经始。寒多居下，气类感投，伤寒形症，各以其经所见而名。若阳明经则见目痛、鼻干、不眠；少阳经则见耳聋、胁痛、寒热、呕、口苦；太阴经见腹满自利，尺寸沉，津不到咽；少阴经见舌干、口燥；厥阴经见烦满、囊拳。于中又分两感、并病、合病，又辩巡经、越经、过经。次第不拘，拘必始于太阳，而治理必确确据症，体经察脉之准的。足经先受，手经亦传，故言足而不言手也，传足经不传手经，有是理哉？前人屡立辩矣。而草窗刘子，指足经所属水土木，手经所属金与火，有涸冰坼裂、叶落枝枯、愈坚不袭之譬，证伤寒传足经不传手经，昧者奇之，引赘丹溪遗书。噫！伤寒阃奥，岂井蛙可僭吹哉！试刘子将人荣卫经络上下截断，不相联属，下一段受病，上一段无干，痛失气血旋转周身瞬息罔间之旨。曷不考流注成歌曰：肺寅大卯胃辰经，脾巳心午小未中，申膀酉肾心包戌，亥三子胆丑肝通。百骸潜循，五道默贯，妙天地大气升沉，应璇玑刻漏上下。秒尘失度，灾眚立见。血气不续，十二官立危。

援古治以辩，朗如日星。夫人起居失宜，寒邪偶袭，必先皮毛燥热，鼻塞息粗，肺主皮毛，手太阴辛金先受病矣。王海藏有伤寒自皮毛入之语，师氏有桂、麻、羌、芎之设，药虽太阳表之表之剂，施汗法，舍皮毛何自而解疏？更衣悖常，结泄溏闭，手阳明庚金已受病矣，师氏有芍、实、硝、黄之用，药兼正阳三阴里之里之剂。施下法，舍大肠何自而通利？刘子谓金遇寒而愈坚，信乎？其不思一也。寒邪包束，阳气拂郁，舌生苔，言妄错，手少阴丁火病矣，师氏有泻心数法。亢极烦蒸，肘膊烁热，手厥阴胞络火，手少阳三焦火病矣，治有柴胡数条。小便癃闭，手太阳小肠火病矣，治有八正、五苓之别。刘子谓火体极热，寒不能袭，允乎？其不思二也。五脏六腑皆受病，荣卫不通，《内经》格言也。刘子谓传足不传手，可乎？其不思三也。人备五行，医拟譬之，审思气血经络处立论，才近理切当。

彼刘子涸冰之说，认水为汲用之水也。然世有温泉之水，川流之水，不舍昼夜，寒不能涸而冰，人之肾水，遇寒而溺反频，涸而冰者，未之有也。土坼之说，认土为地土之土也。然世有向离之土，阳谷之土，春气恒存，寒不能坼，人之脾土遇寒，裂而不坚者，未之有也。譬木为林木之木，世有桧青松柏，霜雪不凋，人之肝木，遇寒而目盲者，未之有也。以金为金玉之金，以火为钻燧之火。刘子言不讷而人物混淆，造未精而诞论穿凿，例欺来学。未造堂室者，偏执借口，谬唱横传，蠹道殊甚。夫伤寒自仲景立法，千有百年，而后之叔和、奉议、安常、无己辈历继，迥出人表者，尚皆率由旧章，拾掇残缺，法外未驾片言，永式施治。又据《内经》帝问于岐伯曰：今夫热病者，皆伤寒之类也。岐对：以人之伤于寒也，则为病热。既云病热，则无水冰土坼木枯之说，而有烁金火亢之征矣。刘子彼何人斯，敢恃管见，惑世诬誉哉！先哲戒工：不明运气经络，开口动手便错。其刘子人乎？伤寒为病变迁，死生寄于旬日。愚不揣谫陋，率陈委曲为辩，以俟哲者裁之。

二陈汤即脾胃药

一阳曰：人皆知二陈汤治痰，陈皮、半夏、茯苓、甘草。恒见病家求痰药，向医云：祈于二陈汤中加些脾胃的药。医答云：治痰，正要加脾胃的药。是何昧哉？夫二陈汤，隐先时取化源之机、补母泻子之法，失传日久，人鲜体认。殊不知吾人一身之痰，起于脾胃。古人论痰之本，水也，原于肾。论痰之动，湿也，主于脾。脾胃和平，痰自不生；转输失职，痰日生焉。故用陈皮辛温疏畅，而令脾土运化；半夏辛烈，大和脾胃，然脾胃恶湿喜燥，以半夏燥湿，譬如磨子石燥，自然下物快；虚则补其母，心乃脾胃之母，故用茯苓补心，脾胃常将湿处求，又借茯苓渗泄去湿；甘草是脾胃本经药，又恐土中隐火，生甘寒而泻火，不俾大过，务求适中，恐木来侮土，故用甘草缓肝。四物相须，一举四得。

或曰：二陈汤古方不在脾胃门。噫！不思甚也。大凡呕吐属阳明，橘皮半夏汤治呕吐，是其证也。医不深究斯理，专以二陈汤为痰药，病家见二陈汤而恶，云内无脾胃药，医尚如此，求治者何足论哉？今时医甄世弊，以讹传讹，皆恶半夏之燥，每以贝母相代。贝母即《北山》诗云“言采其虻[①]”，舒郁专耳，治痰不及半夏也。二陈古意，至此大失。学者检古良方，必须询师质友，寻绎前人立意处，再体病者之甚微，不可恃偏用惯熟，悖方本旨，是为之说。

四物汤亦是脾胃药

或有问于一阳子曰：人皆称四物汤是妇女专门之药，内有脾胃药乎？一阳曰：四物汤中隐潜脾胃家治法，人昧久矣。且脾经少血多气，四物汤中当归、地黄生血，灌溉脾经。土畏贼邪，木来侮土，四物汤中白芍药能泻木补脾。或曰：酸为木化，芍药味酸，木类也，如何补脾？一阳曰：芍药味酸，是求属衰之之法，木侮土泄，芍药止泻可证。经曰：风淫所胜，治以辛凉。风淫，木化也，以川芎之辛凉；肝欲散，用川芎之辛以散，非制木补土，脾胃之药乎？虽俗云专门妇女血药，然皆脾胃中药也，但医用有差等耳。或曰：产后禁用白芍药否？一阳曰：新产气血未平，恐芍药酸收作痛耳。本草谓芍药专治血虚气痛，新产正血虚气痛之时，用醇酒拌芍，微炒，和平酸味，正合经旨，用之何妨？而朱彦修云：白乃西方庚辛金，大伐木生之气。过论也。产中用芎归汤，而佐以益母草、山楂，消散恶露。虚热大作，加炒干姜；血痛加玄胡、丹皮、郁金；眩晕，加瓦上炒的荆芥穗；乳少，加天花粉；口干，加麦门冬。七八日后，

① 虻：原作“盲”。《证类本草》“贝母”条：“《别说》云：贝母能散心胸郁结之气，殊有功。则《诗》所谓‘言采其虻’者是也。盖作诗者，本以不得志而言之。今用以治心中气不快多愁郁者，殊有功。”因改。《诗经》此句见于《鄘风·载驰》“陟彼阿丘，言采其虻”，《小雅·北山》有“陟彼北山，言采其杞”，疑作者误记。

方可食荤腥。气虚，加参、芪。血块凝滞作祸，不可泥于大补气血，放胆用玉烛散，下之无妨。推陈致新，亦是补法。因时制宜，有何不可？血流漂杵，不必拘拘尽信矣。学者见得病多，用得药熟，理明心畅，自不为金伐木之言执，是恳是恳！只因产后大补气血之言，致积血而殒者恒有，可胜叹哉！

引《内经》辩彦修论疟似凿

一阳子曰：彦修论疟，以三日一发者受病一年，间日一发者受病半年，一日一发者受病一月，发于子午卯酉日少阴经，寅申巳亥日厥阴经，辰戌丑未日太阴经。按子午为少阴，而遗卯酉阳明两经。巳亥为厥阴，而遗寅申少阳两经。丑未为太阴，而遗辰戌太阳两经。引机要夏至后，处暑前，为三阳经。处暑后，冬至前，为三阴经。然处暑前亦有子、午、巳、亥、丑、未日，可允为三阴经乎？夫岁有四时、二十四气，夏至后、冬至前只半年，二时十二气，其余半年二时十二气，不言疟，抑必人绝无发疟之病乎？概略铺叙，混似近理，逐细推究，确乎漏凿。

人在气交之中，禀养不齐，气血盛衰，皆能为病。洪荒宇宙，寥漠天泉，忍按日支，以人病归同一经。曷不引《内经·疟论》本文曰：虚实不同，邪中异所，故邪中于头项者，气至头项而病；中于臂者，气至臂而病；中于腰脊者，气至腰脊而病；中于手足者，气至手足而病。予谓一日自子至巳分，阴中之阳者，在气血上均治；阳中之阳者，在气分上多些治；自午至亥分，阳中之阴者，亦在气血上均治；阴中之阴者，在血分上多些治。十二时气血流注，某时疟发，就治在某经。又审此经，或气多，或血多。汗吐下和，因时准酌。其一日一发者，浅而治易；间日一发者，深而稍延；三日一发者，治在气血亏虚上。宋陈无择《三因》章谓疟有外感四气、内动七情、饮食饥饱、房室劳逸，感触不一。似出《内经》“夏伤于暑”及“水气舍于皮肤之内，与卫气并居”之叙。究其一日一发，间日一发，三日一发，宁数日又发，或早或晏，益早益晏，先寒后热，先热后寒，单热不寒，四时异发，《内经》备载全文。独温疟有冬中风寒，至夏大暑，与汗皆出一条，亦未曾有某一年，某半年，某一月之分。彦修所造，述经论理，敷以新意，密致处颇多，何论疟有不顾照之疵？历代先哲议论，悉祖《内经》。彦修虽远不可颃仲景，而近不及东垣，其操笔亦不致悖戾经意，抑遗稿坏于卢和之手，妄附己意，未可必无。予恐来学，误执藉谈，偏认经络，阴贼真元，是为之辩。高明者祈勿泥彦修之名而云僭焉。

原辰戌不云土而云太阳寒水

或问曰：辰戌丑未四季为土，而六气以辰戌为太阳寒水者，何也？一阳曰：丑未位居艮坤，已为太阴土矣，则辰戌不得占也。或曰：水在子上，子如何不为水？一阳曰：气萌于子，阳生于子，阴生于午，阴阳正对生成，互通立极。子配午为君火之对，化则不为水也。然则如何以辰戌而为寒水乎？一阳曰：戌居乾，辰居巽，巽东南，乾西北。乾金象，分形见，才一画便成天，天一生水，水肇自西北也。丙辛化水，辛在戌地，丙在东南，辰与丙邻，水土无正位，故从丙辛水化，况水为土用，湿气生之。《遁甲经》曰：六戊为天门，六己为地户。故晨昏占雨于天门地户。谚云：朝看东南，暮看西北。则水为土用，湿气之生明矣。又曰：土之化曰湿、曰雨。又曰：湿则土生，干则土死，泉在地下，湿化信矣。又《内经》云：地气上为云，天气下为雨，雨出地气，云出天气。则土雨之化见矣。辰戌为水，有何疑焉？戌为正化，在辛位也。曰太阳者，以人生于寅，三才备于寅，以寅居首，为少阳，卯为阳明，三阳极于辰，故辰为太阳。曰寒水者，以阳极阴生。经云：火位之下，水气承之。亢则害，承乃制也。太阳寒水，子明之乎？夫三阳皆东西，三阴皆南北，问者唯唯而悟，色似未慊，姑录梓以俟哲者稽正云。

论医固执陋见

一阳曰：清、任、和三圣，自宣尼以下，尚各一偏。自轩岐、越人、仲景以下，亦各一得。伯夷圣之清，伊尹圣之任，柳下惠圣之和。夫至于圣而尚隘于一偏，较宣尼时中之圣，便见差等。今之盲医，一概固执方言，何曾广见博寻，融会体贴，遂不分美恶。不反躬自究，明者斥其所说差错，他便固执己见，云出自某书，自是其是，引前人之言摭口，终身不能入室，可毋慨夫！一阳子叩首，愿学者勿执。儒者看《通鉴》，先要识这一朝代制度、礼乐、文章、成败、举错、兴衰、得失之由，然后细记事实甚容易。今人看医书，不曾多见，且不理会《素》《灵》，便自家恃，记的些须皮肤之论，自以为能。见士夫患家朗诵，可笑之甚。这医义理幽玄，应来病因无尽处，所以学医亦无尽处，正合谚云：做到老，学到老，不会到老。信乎！浅近之言，格言也。学者能体贴谚云三句，不为上工，亦为中工矣。

论注《内经》甚难

一阳曰：王太仆校《内经》，志坚力竭，注虽间有小疵，而大成之功不泯。自仲景以下，多贤隐而不方其抵牾，而或立别条，详明其室。滑氏伯仁，别立《素问钞》，不幸至朱彦修屡斥其强解之非，大误来学，借口忽略注释，遂至连经文不究。然此经，据轩岐至唐肃宗时，算三千四百五十八年，残废日久，零落散亡，假使不经冰之手，而彦修遽然操笔，吾恐瀚漫失真，确无指归。武乐美善未全尽，岂可容易着眼吹毛求疵？夫彦修甚有方人之病，袭人之长，扬人之短，即议东垣制方之谤，毁骂高阳生之说，不识何苦如此。正合谚云“会说现成话的”。如《局方发挥》，大昧当时气运、人事、食饮之失，予考彦修方论，皆前人成言，敷以新意，述多作少，取《格致余论》不治已病治未病等篇，较冰之《内经》序文，并注《脉要精微》《平人气象》《玉机真脏》《三部九候》《脏气法时》《宣明五气》《八正神明》，其神化拔萃，后世人难于操笔，而游夏不能助一词者，若《天元纪大论》《五运行大论》《气交变大论》《五常政大论》《六元正纪大论》《至真要大论》篇，万世人所不及，朗如日星，震妄毁敢与抗衡，行潦河海彰彰矣。缙绅于医理，大概据文悟释，未经师氏心玄，忽于直穷到底，且未广集卫生群书，皆奇彦修之述为撰，拟譬张、刘、李为四子称，而又云彦修集大成。夫集大成者，圣也。予考历代高贤遗迹，若以岐伯、越人为医中尼父，则仲景可为颜、曾之陪，而河间、东垣在子贡、子夏之列[①]。若滑伯仁，义理精明，制作谆萃，可续游、夏之班。论彦修又下一等耳。噫！人或有当时色庄便佞，交结缙绅，彼此推重，以致声誉日宏。予因《内经》注释之难，遂为是说。

论医不读《素》《灵》执方用药

或有人问于一阳子曰：世医如何不精《素》《难》？一阳曰：予先亦昧不悟，后深得其情，然彼皆执方治病，为行之或有所验

① 列：原作“到”，据上下文应为“列”之讹。

也。且勿论阴阳、表里、虚实之微旨。渠凡欲汗者，投以麻黄汤则汗，渠皆曰汗法止于麻黄矣。欲吐者，投人以瓜蒂散则吐，渠皆曰吐法止于瓜蒂矣。欲下者，投人以硝黄汤则下，渠皆曰下法止于硝、黄矣。服枳术宽中，服五苓利便，服胃苓止泻，渠皆曰宽中利便止泻，止于此数药矣。盲不寻绎，病有外寒内热，刑[①]有表实里虚，有新病触动旧病，有久病脉似暴病，有病似在皮毛肌肤而禁汗者，似在上焦而禁吐者，似在中焦有不可宽、不可下者，在膀胱、小肠、大肠有便不可利、泻不可止者，不畏有阳毙于桂下咽，而阴亡于黄入胃。七方微旨，十剂机枢，幼未授于明师，长耻询于贤友，偶尔一药幸投轻病，自谓医道得矣，止于此而已矣。色庄僭妄以骄贫，胁肩钻刺以谄富，虚誉日张，缙绅高彦闻而延之，未历试之。说之不以道，亦允曰良工也。里俗农商诸家，望听于高人借重，宜乎不知，亦皆曰良工也。皆知赖良工之治病，不知或有阴被良工夭生。年久岁深，接亲信笃，治有差忒，付之于命，愚者受之。是以启玄子有冤魂塞路之叹。知者疑之，疑而不专信者，有命矣。宣尼慎疾药，未达不尝。高疆论兵，三折肱取譬，皆真能重命，畏死不两生。且思今之人，非炎农之圣，若遇毒药，可能神解化哉？予不忍世弊浸入骨髓，深为切近之灾，悖天地生物之仁，虚圣贤治生之典。且士有争[②]友，不离于令名。一阳子叩首，诸业医者，勿谤勿毁，今后留心于经文，勿恃医道行，恃才自足，闲中不接人闲谈会饮，子不释卷，为之犹贤乎已[③]，必有名实可观焉。

---

① 刑：通“形”。

② 争：通“诤”。

③ 已：停止。原作“矣”。语出《论语·阳货》：“子曰：饱食终日，无所用心，难矣哉。不有博弈者乎？为之犹贤乎已。”因改。

论上古中世议论今人到不得

《内经》八十一篇，七十四篇皆理致，七十五至八十一在用上说，亦有意味精微处未备，下世议论终不反。予读七国时文字，姑即《孙子》十三篇。七国时书，《孙子兵法》不但甲于当时，至今谈兵未有出其右者。大抵孙子露些圭角，三国时武侯亦用的孙子法，武侯用得浑厚，故称王佐之才。孙子作十三篇，恐儒议诮诈术，他先自诉出：兵者，诡道也。已能而示之不能，用而示之不用。是谦受益，退步诱他，似有若无、实若虚的道理。但他心术欠正些。《素》《灵》论治生之道，说上知天文，下知地理，中知人事。孙子论兵，重在天时、地利、人事，利而诱之，譬医之从治；乱而取之，譬医之急攻的法。一曰道，二曰天，三曰地，四曰将，五曰法，是医之木、火、土、金、水，是儒之仁、义、礼、智、信。到那"令民与上同意，可与之同生死而不畏危"，这功夫虽是笼络的事，在心上说也难。将者智信仁勇严，尽有许多大道理，不用武的宦途，与学者味他，亦资识见。大抵治民修身的匡廓正大，不要偏在诈术上，是以七国时议论校之颇高。观后世言，治生没有强似《素》《灵》言，用兵没有强似《孙子》。可见当时人出人一头地，今人虽援引，会褒贬，终是到他不得。刘温舒文论辞语渐下，亦可以观时世元气贞淳漓薄处。

隆庆三年己巳岁孟春刊行

校注后记

《医学统宗》由明代医家何柬编纂，大约成书于明代晚期（1569 年以前）。本书出版后，仅在明朝末年殷仲春、孙一奎等医家的著述中有过引用和记载，说明此书在明末曾流行过一段时间，而从清代至今在我国极少流传，日本丹波元胤的《中国医籍考》以及我国比较有影响的薛清录主编的《全国中医图书联合目录》、李经纬等人主编的《中医大辞典》和严世芸主编的《中医学术发展史》等都没有见到对此书的记述。该书现存日本京都大学图书馆，为百百复太郎氏寄赠本。本书为医学丛书，分为《〈难经本义〉补遗》《治病针法》《诊家枢要》《医书大略统体》《卮言》《杂录》《试论》七部分，共八卷，详细记载了《内经》《难经》等医经医理以及滑寿、何柬、刘纯等医家对经文的解读和临证心得，是一部学术价值较高的医学丛书，还附载了明代时期地方医政部门的试卷，为研究明代医事制度提供了珍贵资料。

一、作者生平

何柬，字文选，号一阳子，海陵（今江苏泰县）人。具体生卒年不详，目前国内几乎所有医学人名辞典均无记载。根据《素问钞》的记载和明·刘浴德《脉诀三书》的刊行时间，可大致判断出何柬应生活在公元 1500 ～ 1570 年前后。

另外，从何柬所著的《杂录》内容中我们可以推测出他曾参加过地方医士或医官的考试，而且是在两个地域，有当场考试与开卷考试两种形式，至于考试后是否被录用为医官，因史料记载不全而不可定论。但根据其《医书大略统体》中“予先年精力时，以医随师征南，历剖贼腹，考验脏腑”可知何柬在军队中曾任军医，而且他还能有目的地做人体解剖，考察五脏六腑的解剖位置、形体结构等，说明何柬在当时是有较高医疗水平的“医士”。

二、成书年代和版本

根据日本京都大学图书馆馆藏的《医学统宗》之末所题记“隆庆三年己巳岁孟春刊行”可知本书的刊刻时间为隆庆三年，即公元 1569 年，且据考证，此版之后没有再版。日本京都大学图书馆所藏的隆庆三年的 5 册刻本是该书现存的唯一版本，由京都医家百百复太郎在明治三十七年（1904）四月随其父百百鸠窗的遗书（共 6141 卷）一起献给京都大学，并于同年 8 月 1 日造册入库。

三、内容与学术价值

该丛书共分为《〈难经本义〉补遗》《治病针法》《诊家枢要》《医书大略统体》《卮言》《杂录》《试论》七部分，共八卷。

1.《〈难经本义〉补遗》分上下两卷。何柬以滑寿《难经本义》为底本，各篇均增加了“补遗”的内容，补充滑寿释经遗漏之处，概括《难经》经文旨义，评释前人注解之误，训释经文的脱衍讹误，阐述自己对经文的见解。在阐述个人见解时，均以“一阳曰”的字样来标明，使读者一目了然。

2. 在《治病针法》中，何柬针砭时弊，他指出，《难经》自六十二难至八十一难已备载用针之法，但世人多不在经络上下功夫来探求疾病的本质，而是肤浅地去治疗表面病痛，且自以为是、妄自尊大。何柬认为这种行为，沽名钓誉、骗人钱财事小，而伤人身体、损人寿元害大。在此书中，何柬汲取前人的理论精髓和临证经验，再结合自己的理解和体会，毫无保留地传授于后人，这种求实和奉献的精神是值得我们学习和传承的。

3.《诊家枢要》为脉诊专著，篇幅不大，但完整地保留了滑寿脉诊学说的内容。滑寿言："百家者流，莫大于医，医莫先于脉。"强调脉诊的重要地位和作用。全书记述了脉诊常识、30余种脉象，以及妇人、小儿脉诊的内容，为后世学医者提供了简易明了的脉诊方法。

4.《医书大略统体》卷首题"海陵一阳子何柬撰"，为何柬自撰之书。此书评述了《黄帝内经》《难经》等45部医书，其中《全国中医图书联合目录》和《中医大辞典》未见收录的有《黄帝素问白文》《张洁古药注脉诀》《高阳生脉诀》《太素脉诀》《运气候节交应时刻数诀》《脉诀理玄秘要》《刘张心法掌中金》《脉诀须知》《玄珠密语》《绀珠经》《名公医萃》《五诊》《天医十三科真言符篆》《本草单方》《本草诗集》《药性要略》等16部。何柬的评述，可以让我们大致了解这些医书的梗概和学术价值，为研究明代以前医学发展状况提供了十分可贵的文献资料。何柬在评述这些医著时，能秉持公正求实的态度。如其评价明代张世贤的《图注难经》"失旨处颇多，合义处亦有"，较为公允，对张世贤窃伪张元素《药注》全文的行为则加以全面否定。

5.《卮言》为元末明初医家滑寿所撰，何柬校正。该书成书于洪武戊午年，即公元1378年，由滑寿晚年的读书随笔汇编而成。内容有对神、魂魄、五脏之气的解释，以及滑寿对阴阳盛衰、十二经、诸血证等的个人见解。此书明末时期在我国已濒临失传，何柬将其收入自己的丛书中，使之得以保存下来。

6.《杂录》为何柬撰写。此书收录了何柬亲历的三次医学考试试卷和一篇专题论文。其论文题目为《不知〈易〉不足以言太医》。文中指出："大哉！医之为道也，天地以生物之心为心，元气育灵，有不备者，医为裁成而辅相之。"有力地驳斥了个别人"医为小道"的偏见。接着又论述道："《易》根蒂于阴阳，统宗万象。言医者，不穷理而明《易》，啻酌轻重长短而舍权衡，成方圆而舍规矩，正五音而舍六律，虽聪巧及圣而制无所施，言医何所据哉？"强调"知《易》"对医者的重要性。另外，本书所收藏的试卷为后人研究我国古代医学考试制度提供了宝贵的资料。

7.《试论》收载了何柬本人的多篇论文，其中《伤寒传足不传手辨》细论了他自己对《伤寒论》的理解；《二陈汤即脾胃药》《四物汤亦是脾胃药》阐述了个人的临证用药经验和体会。此外，《引〈内经〉辩彦修论疟似凿》《原辰戌不云土而云太阳寒水》《论医固执陋见》《论注〈内经〉甚难》《论医不读〈素〉〈灵〉执方用药》《论上古中世议论今人到不得》等论文都是以自己的医学理论和临床体会来对时人部分疑惑进行说明和解释，体现了个人独到的见解。

综上所述，何柬勤奋好学、身体力行的求医风格和态度都是我们学习的典范，传承经典、去伪存真、求实创新的精神也是值得我们发扬光大的。

点校者

2022年10月

总书目

扁鹊脉书难经

伤寒论选注

伤寒经集解

伤寒纪玄妙用集

伤寒集验

伤寒论近言

重编伤寒必用运气全书

伤寒杂病论金匮指归

四诊集成

秘传常山杨敬斋先生针灸全书

本草撮要

（新编）备急管见大全良方

（简选）袖珍方书

经验济世良方

师古斋汇聚简便单方

新锲家传诸证虚实辨疑示儿仙方总论

静耘斋集验方

普济应验良方

苍生司命药性卷

（新刊东溪节略）医林正宗

医圣阶梯

诸证提纲

颐生秘旨

医学集要

医理发明

辨证求是

温热朗照

四时病机

治疫全书

疫证治例

（袖珍）小儿方

类证注释钱氏小儿方诀

儿科醒

外科启玄

疡科选粹

王九峰医案

医贯辑要

棲隐楼医话

医学统宗

仁寿堂药镜